Bonjour, c'est l'infirmière !

Charline

Bonjour, c'est l'infirmière !

Flammarion

ISBN : 978-2-0813-9652-4

Panser l'impensable, penser l'impossible
Et croire à l'incroyable pour que tout reste possible.

Sommaire

Dans la nuit

Premier jour : samedi

Deuxième jour : dimanche

Troisième jour : lundi

Quatrième jour : mardi

Cinquième jour : mercredi

Sixième jour : jeudi

Septième jour : vendredi

Dans la nuit

1

Strike gérontologique

Entre le vendredi soir et le samedi matin, (tard) dans la nuit :

« I'm so happy because today I've found my friends,
They're in my head, I'm so ugly, but that's okay,
'cause so are you… »

[*Lithium*, de Nirvana]

J'ai ouvert un œil dans l'obscurité de ma chambre, le plafond était noir et mon réveil indiquait 2 h 55… Je me suis frotté les yeux. Assise dans mon lit, je grattais ma tignasse emmêlée en essayant de comprendre pourquoi Kurt Cobain m'avait extirpée de mes songes… *Lithium* de Nirvana, c'est ma sonnerie de portable, celle qui amène un peu de rock dans mes tournées de soins. J'ai cherché à tâtons mon portable sur la table de chevet. Le rétroéclairage de l'écran m'a agressée : « 1 appel en absence, 1 message sur votre répondeur. » Et merde.

À ce moment précis, deux pensées se bousculent dans mon esprit d'infirmière libérale :

La première : « Bordel, ce n'est pas une heure pour appeler, sérieux ! » J'ai passé en revue mes patients : à première vue, aucun patient de mon répertoire n'était susceptible de dire « Ciao ! » à la vie seul chez lui en pleine nuit, aucune perfusion en cours n'avait pu décider, d'un commun accord avec une veine capricieuse, de se boucher pile pendant que j'étais en train de baver sur mon oreiller. Non : aucune raison d'être appelée à cette heure de la nuit.

La deuxième : « Mince, si quelqu'un appelle à cette heure-là, c'est forcément pour une bonne raison ! » Inutile de faire durer le suspense : l'expérience m'a (mal)heureusement appris que non.

J'ai repoussé mon chat qui me bloquait sous la couette et je suis sortie de la chambre pour écouter mon répondeur, pieds nus dans la salle de bains :

« Oui bonjour ou bonsoir, je sais plus trop là… Je suis désolée de vous appeler si tard, mais mon mari vient de tomber dans le salon en allant aux toilettes. Je ne peux pas le relever, je me demandais si vous pouviez venir m'aider à le remettre au lit ? »

J'hallucine…

Je reconnaissais la voix, c'était celle d'une patiente que je connaissais bien. Elle vivait dans une maison perdue au milieu des champs avec son très vieux chat et son très vieux mari. À eux trois, ils approchaient vaillamment des deux cents ans. Quelques matins par semaine, j'allais aider Madame à accomplir ce que son vieux corps arqué l'empêchait de faire : bichonner sa dignité en se lavant, en s'habillant et en restant belle et propre, avec un petit rituel d'eau de Cologne dans le dos qu'elle affectionnait particulièrement. Je me suis regardée dans le miroir et j'y ai vu deux petits yeux fatigués et inquiets. J'ai étiré les traits de mon visage et rappelé celle qui devait se faire un sang d'encre…

Trois tentatives pour relever son mari. L'acharnement d'une toute petite vieille dame qui, malgré sa force d'oisillon, ne voulait pas se résoudre à laisser son mari au sol : « J'en ai vu d'autres ! », avec le risque qu'elle tombe par terre à son tour et se retrouve incapable d'atteindre le téléphone pour appeler les secours. Le genre de « strike gérontologique », d'une pierre deux coups, qui ne rapporte aucun point à personne. Des douleurs là et là, et puis là aussi et là. Et des saignements parce qu'il s'est coupé et qu'il est sous anticoagulants… Bon.

Je me suis assise sur le bord de la baignoire en dégageant de mon visage mes cheveux en bataille. Je lui ai conseillé d'aller chercher toutes les couvertures qu'elle trouverait chez elle, de le recouvrir au mieux pour qu'il n'ait pas froid et d'appeler le Samu qui enverrait un véhicule pour l'emmener à l'hôpital. J'entendais mon vieux patient crier à sa femme qu'il n'irait pas. J'ai insisté en usant du seul argument que j'ai trouvé à 3 heures du matin : « Si vous ne le faites pas pour vous alors faites-le pour moi, pour me rassurer, OK ? » Elle a répondu « OK », il a dit « On verra », mais ça sentait le : « Cause toujours ! » Elle s'est excusée avant de raccrocher sans manquer de me souhaiter une bonne nuit…

Mon chat, qui venait de faire irruption dans la salle de bains en pensant que je débutais ma journée, s'est mis à miauler comme un perdu, la gueule ouverte sous le robinet pour que je lui donne à boire. Je lui ai dit « Cause toujours ! », son regard m'a dit « On verra ! », je l'ai pris sous mon bras et nous sommes allés nous recoucher.

La couette remontée jusque sous le nez et les yeux perdus dans le noir du plafond de ma chambre, je n'ai pas retrouvé le sommeil tout de suite…

Plein de pensées à la con ont commencé à prendre de la place dans ma tête. J'imaginais mon vieux patient endolori sous les couvertures que sa femme avait dû aller chercher dans son armoire qui sentait l'antimite. Je les voyais en train d'attendre les pompiers et se disant que le temps était long. Je me suis demandé si j'avais bien fait de ne pas y aller, si c'était vraiment à moi de me déplacer… J'avais déjà l'impression de passer mes journées à faire autre chose que simplement « soigner », je n'avais pas envie d'y passer mes nuits. Parce que quand ce n'est pas l'un qui tombe chez lui, c'est l'autre qui ne peut pas aller chercher ses traitements à la pharmacie. Ce sont les volets que j'accepte d'ouvrir de bonne grâce ou le pain et le journal que je refuse d'apporter, grinçant des dents à chaque fois que j'entends un : « Mais vous pouvez bien l'faire ! »

J'ai soufflé et je me suis mise sur le dos.

Les yeux perdus dans le noir, j'ai commencé à anticiper ce qu'allait dire le médecin des urgences : fracture de la hanche, luxation de l'épaule, hématomes, plaies qui risquaient de se chroniciser… On pouvait piocher au hasard dans les multiples choix qu'offre malheureusement une chute chez un patient de cet âge.

« *J'espère qu'il n'a rien de grave…* » J'ai calé ma tête sur mes bras croisés derrière ma nuque. J'allais sûrement devoir mettre en place une aide à la toilette, depuis le temps qu'on en parlait… Je savais que j'allais encore galérer à récupérer une DSI (démarche de soins infirmiers) auprès du médecin traitant pour justifier les soins d'hygiène auprès de la Sécu. « Je l'ai perdu, votre papier ! », voilà la dernière réponse du médecin qui était censé me l'avoir renvoyé depuis un mois. Il fallait que je pense cette semaine à le relancer pour la troisième fois…

J'ai serré les dents et je me suis tournée sur le côté. Pour je ne sais quelle raison, j'ai commencé à repenser à d'autres patients. À ce petit père adorable qui était en train de terminer sa vie chez lui auprès de sa femme. Je faisais le maximum avec les moyens qu'on me donnait à domicile pour qu'il ait le moins d'angoisse possible et meure dans les meilleures conditions. D'ailleurs, existe-t-il de bonnes conditions pour mourir ? Je l'imaginais assoupi sous son épais édredon en satin vert ; il faisait peut-être ses derniers rêves. Est-ce qu'on rêve quand on s'apprête à mourir ? J'accompagnais beaucoup de mes patients vers la fin de leur vie en ce moment. Trop. Beaucoup trop.

J'ai fermé les yeux très fort et je me suis recroquevillée dans mon lit… J'espérais que cette série de décès prendrait bientôt fin. J'ai repensé à cette autre patiente attachante qui était morte à l'hôpital alors qu'elle voulait mourir chez elle auprès de ses enfants… « *Faut que je pense à appeler sa fille pour savoir comment elle gère la maison vide, le silence et la chambre inoccupée de sa mère… D'ailleurs, il faut que je passe cet autre appel pour faire refaire l'ordonnance mal rédigée qui m'empêche de facturer mes soins et que je demande au médecin d'en prolonger une autre…* » J'ai rouvert les yeux dans le noir… « *Et que je cale le déjeuner avec mes potes infirmières cette semaine…* » J'ai baillé… « *Et que je fasse les courses, pff…* » J'ai commencé à sombrer en essayant de visualiser le contenu de mon frigo… Efficace.

Premier jour :
samedi

2

Le paradoxe du soin

Samedi matin, à l'heure où l'on comprend qu'on aurait dû petit-déjeuner au lieu de se maquiller :

« *Vous pourriez le remplir pour moi ?* »

[Main qui tremble et haleine… chargée]

Hein ? J'ai esquissé un mouvement de recul lorsque j'ai vu le bout de papier arriver sous mon nez alors que j'étais concentrée à remplir sans faute et avec une écriture lisible le bon du laboratoire. Un poil fatiguée, j'ai regardé mon patient qui semblait l'être tout autant. Le chèque plié en quatre et sorti de la poche de son jean était brandi à bout de bras par une main tremblante tendue vers moi. L'homme d'une cinquantaine d'années redescendait sa manche de chemise en prenant soin de ne pas décoller le pansement que j'avais collé au pli de son coude. Je venais de lui faire une prise de sang. Un bilan hépatique nécessaire au vu de l'odeur qu'il dégageait, un mélange d'alcool macéré dans un foie fatigué, qu'il exsudait par tous les pores de sa peau, et d'après-rasage :

« Vous êtes à jeun, au fait ?

— Je n'ai pas bu mon café, non... »

La pointe de mon stylo bloquait sur la case « À jeun ». Est-ce que je dois mettre qu'il n'a pas petit-déjeuné alors que je suis sûre qu'il a bu ? Même si c'est un cul-sec d'un truc qui lui arrache le fond de la gorge tous les matins, je suis censée le noter, non ? Oh, et puis est-ce que ça a une importance finalement... Si ça se trouve je me trompe et le mec est vraiment à jeun en fait... J'ai relevé la tête vers lui et vu ses yeux se détourner de moi, se poser sur ses mains jointes nerveusement pour maîtriser les tremblements. Il a légèrement fait pivoter son visage vers la fenêtre et j'ai vu la couleur violacée de son cou. Il a soufflé un peu, pas trop. Juste ce qu'il faut d'exaspération et de fatigue pour me faire comprendre qu'il me mentait, ou pas vraiment : que je n'avais pas posé la bonne question.

« ... Et il vous faut combien de verres le matin pour réussir à démarrer la journée ?

— ... Deux Ricard. J'ai pris deux Ricard, mais avec beaucoup d'eau... »

Je l'ai remercié pour son honnêteté. Il a eu ce petit rire soufflé par les narines avec un hochement de tête qui veut dire : « Tu parles ! » Je lui ai dit que je n'étais pas là pour le juger, qu'oser en parler était une preuve de confiance qu'il m'accordait, et je l'en ai remercié.

J'ai rempli le chèque et je lui ai fait vérifier le montant : 6,08 €. Il s'est penché vers moi ; l'odeur d'alcool était forte. J'avais l'impression qu'elle filait se coller dans chaque centimètre carré de mon cabinet. Qu'elle se collait à mes vêtements, à mes cheveux, à ma peau, dans ma bouche (que j'utilisais pour respirer de peur d'avoir un haut-le-cœur qui nous embarrasse tous les deux)... Raté, j'ai eu la nausée, mes mâchoires se sont crispées. J'ai avalé ma salive et serré les dents. Mon haleine cétonique trahissait ma faim et mon ventre s'est contracté sur le vide, me rappelant que je n'avais pas eu le temps de boire quoi que ce soit ce matin :

« Vous non plus, vous n'avez pas pris votre café ! »

C'est ça, lui avait bu alors qu'il n'aurait pas dû, et moi je n'avais rien avalé alors que j'aurais vraiment dû. Voilà un paradoxe du soin que je prenais de plein fouet ce matin, au risque que ça se finisse par de la bile sur mon bureau...

Parce que soigner, c'est aussi ça : jongler en permanence avec tout un tas de petites choses anodines mais qui ne vous paraissent pas justes. C'est écouter ce que nos oreilles préféreraient ne pas entendre, voir ce que nos yeux préféreraient ne pas regarder en face, supporter de l'autre ce qu'on ne s'infligerait pas à soi. Toutes ces petites choses anodines me font souvent dire que la vie est mal fichue. Et quand le grand écart est vraiment trop grand, on tombe dans le paradoxe du soin.

Le paradoxe du soin, c'est réaliser à 22 heures une injection de déclenchement de FIV pour une jeune femme aux ovaires fatigués, quitter le couple en leur souhaitant un beau bébé joufflu dans neuf mois et me tenir le ventre de douleur en me rasseyant dans ma voiture parce que la veille je faisais connaissance avec les soignantes du centre d'IVG. Le paradoxe, c'est prendre soin de soi le matin pour offrir aux patients une soignante agréable à regarder (quitte à faire l'impasse sur un vrai petit-déjeuner), et se faire ensuite tousser ou roter au visage, et regarder ce patient rigoler du prétendu « orage qui fait péter » – une question de pression atmosphérique, paraît-il.

Le paradoxe, c'est se faire aimer d'un chien dont le maître vous déteste, se faire traiter de nantie alors que certains patients refusent de payer leurs soins, c'est me faire pourrir parce que je suis en avance alors que la veille on me reprochait mon retard, c'est me faire saluer dans la rue par quelqu'un que je ne reconnais pas et me prendre un vent magistral d'une patiente que j'ai vue le matin même.

Le paradoxe des paradoxes, c'est celui que je traîne depuis quelque temps, comme une tache sur ma blouse blanche : aimer foncièrement mon travail d'infirmière, soigner avec le cœur tout entier, mais avec ce sentiment bien ancré au fond des tripes qu'on ne me donne pas les moyens de bien soigner mes patients… J'ai pris mes affaires et quitté mon cabinet avec l'envie mais pas l'entrain, la motivation et un peu la flemme quand même…

J'étais agacée, sans raison. Et puis elle s'est approchée sans bruit derrière moi pour m'offrir un sourire que j'ai senti jusque dans mon âme lorsque je me suis retournée. Je ne la connaissais que trop, je lui avais fait subir beaucoup, beaucoup d'injections pour essayer de mettre en route une grossesse à laquelle elle ne croyait plus vraiment. Je me suis rappelé le jour où, cherchant à se rassurer, elle m'avait demandé combien de temps j'avais mis pour faire mes bébés :

« Trop peu de temps par rapport à ce que vous endurez. »

Je l'avais sentie jalouse, agacée de la facilité qu'ont certains couples pour faire un enfant, et j'avais ajouté :

« C'est le paradoxe de la vie. Vous trouverez toujours que les autres vont trop vite lorsque vous avez l'impression d'avancer au ralenti. Mais l'important ce n'est pas d'aller au même rythme qu'eux, c'est juste d'y arriver, même s'il faut parfois pour cela se vautrer en route... »

Ça faisait des mois que je n'avais plus de nouvelles d'elle. Je pensais qu'elle avait lancé la procédure d'adoption en envoyant le dossier qui était prêt, posé sur la tablette de son entrée. Et puis ce matin-là, en pleine rue, elle a soulevé avec douceur la couverture bleu ciel qui recouvrait la petite masse qu'elle portait tout contre elle pour me présenter ce tout-petit qui, je me plaisais à le penser, était là un petit peu grâce à moi. Et le temps s'est arrêté.

Elle me parlait de sa grossesse et des premières semaines après l'accouchement, mais je n'écoutais pas vraiment ce qu'elle me disait. J'entendais des paroles d'amour sans vraiment les comprendre. Et je m'en fichais un peu, pour être honnête, parce que je me nourrissais d'elle. De ces lèvres que je regardais bouger et sourire avec amour en embrassant cet enfant magnifique. Je me suis sentie légère et utile. Je l'ai félicitée pour cette jolie petite existence qu'elle avait fait naître et je les ai quittés pour m'engouffrer dans ma voiture, profondément heureuse.

Le paradoxe des soins c'est aussi ça : se penser inutile et voir d'un coup qu'en fait peut-être pas, et voir l'envie d'être là pour l'autre revenir quand on la pensait disparue... Le sourire de cette maman était un vrai carburant pour relancer le moteur de ma motivation.

En bouclant ma ceinture, j'avais encore dans le nez l'odeur de la peau de son bébé qu'elle avait approché tout près de moi. J'ai repensé à toutes ces femmes qui étaient passées sous mes aiguilles. À toutes celles qui, comme elle, s'étaient vautrées sur le chemin de la parentalité avant de pouvoir enfouir leur nez dans les cheveux qui sentent si bon le lait pour bébé. Et puis, pour une raison qui m'échappe, j'ai repensé à une patiente que j'avais vraiment eu du mal à soigner. Comme dans un ascenseur intérieur que je ne contrôlais pas, je suis redescendue sans le vouloir quelques étages plus bas, quelques mois en arrière, à quelques rues de là.

J'étais derrière mon volant, le moteur de ma voiture était arrêté depuis plusieurs minutes déjà. La ceinture toujours attachée, je regardais droit devant moi sans bouger. Hypnotisée par la contemplation d'un chat roux en train de se lécher le derrière. Tout était prétexte pour ne pas sortir de ma voiture. Et puis je suis sortie, parce qu'il fallait bien soigner...

La porte s'est ouverte très vite après mon coup de sonnette.

Elle m'a saluée d'un simple « Bonjour » et de son sourire large et sincère. La maison était aussi accueillante que ses hôtes. Le jeune couple était charmant, et leur fille de quatre ans une enfant discrète et bien élevée. Le soin que je devais prodiguer était techniquement simple et rapide à réaliser : une série d'injections d'anticoagulants faisant suite à une césarienne. La maison était calme, la vie y semblait comme suspendue. Sur l'évier, pas de biberon à sécher. Sur la table du salon, pas de bavoir sali par le lait régurgité. Il n'y avait d'ailleurs ni cosy, ni bruit, ni aucune des odeurs qui accompagnent l'arrivée d'un nouveau-né dans une famille. Et pour cause…

Une pochette en velours bleu marine était posée sur la table basse. Le « Livre d'or » recelait les mots pleins d'amour et de douleur des proches impuissants présents lors de l'inhumation.

La semaine précédente avait été terrible pour toute la famille. Ils avaient dû mettre en terre un petit garçon que la vie ne leur avait pas permis de connaître, un petit mois seulement avant le terme. Hier, des saignements leur avaient rappelé cette triste naissance, les obligeant à se diriger une nouvelle fois aux urgences, la peur au ventre. Dans ce ventre vide, dans ce ventre mou. Des saignements qui réapparaissaient pile le jour présumé du terme, comme si la vie et le corps s'étaient réunis une toute dernière fois, de façon lugubre et irraisonnée :

« Aux urgences gynéco, ils m'ont dit que ce n'était qu'un "résidu" de l'hématome... C'est dur d'entendre ce mot. Il ne reste que ça de mon petit... »

Elle était bouleversée et je l'étais tout autant sans pouvoir le lui montrer. Le regard perdu, sans larmes, elle fixait le livret bleu marine. Je me demande si certains médecins s'écoutent parler, et s'ils se rendent compte de la portée de leurs mots. Un « résidu » : voilà tout ce qui restait de cette grossesse, de cette mort d'enfant, de tous ces fantasmes construits pendant neuf mois autour de ce petit garçon et de cette chambre qu'il fallait maintenant défaire et refermer. Je l'écoutais me parler avec pudeur et retenue :

« Mais la vie continue, ça devait se passer comme ça... C'est tout. C'est injuste, mais c'est comme ça, qu'est-ce qu'on peut y faire... »

J'étais partagée entre l'envie de rester l'écouter me parler d'elle et le besoin de fuir. J'aurais dû la trouver belle et forte mais je me suis simplement dit qu'elle était sublime et effrayante. Besoin de la bousculer et de courir franchir cette porte d'entrée en prétextant une urgence, un soin qui ne pouvait attendre ou une tournée trop chargée. La vérité, c'est que je n'y arrivais pas. Je n'y arrivais plus. La soigner devenait vraiment difficile.

Mon cerveau censurait ses paroles et mon jugement était altéré par mon besoin de me protéger. De protéger ma grossesse et toutes les paillettes de bonheur qui remplissaient mon ventre depuis des mois. Je portais ma deuxième fille qui arrêtait mystérieusement de gigoter lorsque je franchissais la porte de cette maison. Ma fille aînée avait presque le même âge que celle que je regardais dessiner au loin, installée à la table de la cuisine, les jambes ballantes sur une chaise beaucoup trop haute pour elle. Ma patiente avait le regard clair, triste mais déterminé à s'en sortir.

J'étais en plein transfert et mon cerveau en plein délire.

Je commençais mon septième mois de grossesse et j'avais peur de perdre mon bébé à mon tour. Cette patiente m'avait mis la trouille au ventre (il ne faut pas grand-chose pour m'inquiéter tant les situations de maladies et de souffrances sont fréquentes dans mon métier d'infirmière – le fameux « Ça n'arrive pas qu'aux autres ! »).

Cette patiente avait soulevé des angoisses chez moi comme on soulève une pierre qui dévoile une fourmilière. Et même si je voyais que mes peurs étaient irrationnelles, j'avais du mal à faire la part des choses et à la soigner comme n'importe quelle autre patiente… Mais j'allais devoir faire avec et faire l'effort de ne pas le lui montrer, parce qu'en libéral, on ne peut pas passer la main. Et parce que je savais que j'étais capable de dépasser ça.

Un après-midi, j'ai pris sur moi, sur mes craintes et je me suis assise à ses côtés sur le canapé, tout près d'elle. Nous avons parlé d'elle et de cet enfant qu'elle ne connaîtrait jamais. Nous avons pesté contre le système qui lui imposait de fournir les attestations de « viabilité fœtale » avec le certificat de décès pour prouver que sans ce foutu hématome, son fils serait dans ses bras. C'était l'unique moyen de débloquer les congés parentaux auxquels ils avaient droit tous les deux. Comme si la situation n'était pas déjà assez glauque…

Mes angoisses se sont apaisées lorsque j'ai pris le temps d'écouter les siennes.

J'ai pris conscience que j'étais irrationnelle et que ma peur n'était pas fondée. Je me suis forcée à croire que ce qui « arrive aux autres » n'arrive bien qu'aux autres et à voir que depuis ce décès, beaucoup d'enfants étaient nés dans la maternité de la ville d'à côté. J'ai compris que je n'étais plus dans l'empathie mais dans le partage, l'angoisse et le transfert, que je n'étais plus dans mon rôle de soignante et qu'il fallait que je me repositionne pour accomplir au mieux mes soins. Écouter sans partager, comprendre sans s'angoisser, prendre soin de l'autre sans se perdre soi-même… Les patients qui nous poussent au bout de nous-mêmes sont finalement ceux qui nous font le plus avancer dans notre pratique…

Deux petits coups rapides sur mon pare-brise m'ont ramenée à la réalité. J'ai ouvert la fenêtre :

« Dis, tu pourrais passer voir ma femme mardi matin, s'il te plaît ? Elle va se faire opérer lundi en ambulatoire et elle aura des soins à faire… Oui oui, j'vais aller à la pharmacie chercher ce qu'il te faut, pas de souci ! À mardi, merci ! »

Lui, je le connaissais bien, il me confiait régulièrement la veine de son coude pour que je surveille son diabète. Sa femme allait enfin être soulagée de ses douleurs à l'épaule grâce à la magie de l'ambulatoire : entrer à l'hôpital le matin, se faire ouvrir le midi et dormir chez soi le soir. J'ai pris mon agenda débordant de papiers et programmé le soin entre l'injection sous-cutanée d'un adolescent et l'accompagnement de fin de vie d'un de mes plus vieux patients. Deux extrêmes.

Infirmière libérale en zone rurale, c'est aussi ça : passer du coq à l'âne, ou plutôt des bambins aux vieillards, sans oublier les femmes enceintes. Des aiguilles, des pinces et mes mains pour prendre soin de tous ces gens, là où j'ai posé ma plaque il y a quelques années.

Mon job, c'est de gérer les extrêmes de la vie en passant d'une maison à l'autre, d'un corps à l'autre, d'une veine à l'autre avec le peu de temps que m'offre la route pour déconnecter et me recentrer sur le prochain soin, tout en tournant la page sur celui que je viens de quitter.

Piquer la veine au pli du coude d'un quinqua pour le bilan hépatique qui déterminera s'il a trop abusé de la bière, chercher une microveine dans le petit bras mou d'une puce de trois ans qui semble allergique à la poussière et aux infirmières, prélever le tout premier bilan d'une femme enceinte et la suivre pendant neuf mois en voyant à chaque fois son ventre grossir, effectuer avec difficulté le bilan de chimio d'une patiente et l'accompagner jusqu'au jour où elle se sentira partir ; prendre soin de celle qui vient de donner naissance et essayer d'accompagner au mieux celui qui est en train de mourir chez lui… Pour le grand écart des soins, mieux vaut être souple.

Le paradoxe des soins, c'est un ticket en première pour l'ascenseur émotionnel, et à l'aube de cette semaine de roulement, j'avais déjà le vertige.

3

« C'est gratuit ? »

Samedi en milieu de matinée, à l'heure du petit creux :

« À la menthe, le thé, comme d'habitude ? »

[Ma patiente, un paquet
de madeleines dans les mains]

Il y a des patients que je prends plaisir à programmer le matin en milieu de tournée : ceux des « prises de sang petit-déjeuner inclus », le bed and breakfast du soin, la couchette en moins.

Généralement, ce sont des personnes âgées ressemblant à feu mes grands-parents. Souvent, ils m'ouvrent la porte en me disant : « Je suis content de t'voir, va t'asseoir, je t'amène ton bol ! » Et chaque fois, ils me donnent à emporter le double de la dose de madeleines que j'ai eu le malheur de refuser.

Ils ne sont pas grands, mais leur sourire est immense. Ils m'accompagnent dans le salon en me disant qu'ils en ont plein le dos parce qu'ils ont levé les carottes et ils haussent les épaules quand je leur dis que c'est plutôt le pied qu'ils devraient lever. J'accepte les carottes qu'ils m'ont préparées dans un sac et leurs plaintes qui ne durent jamais bien longtemps. Chez eux, ça sent le feu de bois, la terre humide et le journal. Il y a toujours une paire de bottes posée sur un bout de carton devant la baie vitrée. Derrière le rideau du salon, on aperçoit le potager encore nu, la terre fraîchement retournée où des merles viennent se taper un petit-déjeuner de vers. Un chat roux tout miteux à la fois angora et poil court, on ne sait plus trop, squatte la chaise du bout (la sienne). Pas bien loin, un journal est ouvert aux nouvelles du jour et au-dessus une horloge en formica indique toujours midi, même quand il est 10 heures. La nappe cirée jaunie est patinée dans les coins et mon petit-déjeuner est prêt sur la table.

Alors avec le temps, j'ai fini par prendre le pli et m'asseoir à la table. Par peur de vexer, parce qu'ils sont adorables et que je ne suis jamais vraiment pressée de les quitter. Par gourmandise, parce que j'adore les madeleines, surtout celles avec la coque de chocolat dessous. Par nostalgie, parce que j'adore les écouter parler de mes grands-parents qu'ils ont connus, bercée par les airs de musette dans la cuisine qui me rappellent leur maison à eux, qui m'ont quittée trop tôt. Par régression peut-être, parce que chez eux, j'ai l'impression d'avoir sept ans et demi et d'être le dimanche matin chez mes p'tits vieux...

Assise à califourchon sur le banc de bois, je commençais à pester intérieurement contre la veine molle au pli de son coude que j'avais du mal à piquer. Qu'est-ce que j'ai ce matin ? La dextérité d'un moustique défoncé au répulsif... J'ai levé un œil vers mon patient pour surveiller le rictus qui pourrait trahir une douleur. Il me regardait, presque amusé de me voir galérer avec ses veines qui ne voulaient pas se laisser faire :

« N'aie pas peur pour moi, j'en ai vu d'autres tu sais... Pis partager la vie de la p'tite là, ça renforce ! J'ai la couenne dure maintenant !

— J'ai entendu ! J'en ai les oreilles qui sifflent jusqu'à l'aut'bout d'la maison ! T'as pas honte de dire des âneries devant la p'tite, dis ? Et je te rappelle que tu te tasses avec le temps et que bientôt tu seras aussi grand que moi... »

Sa femme, aussi petite que large, était revenue de la cuisine en prenant un air faussement vexé, essuyant ses mains sur le torchon bleu clair qu'elle venait de décrocher du tablier qui lui coupait la taille. D'un petit coup de torchon derrière la nuque, elle a fait se rentrer le cou de son mari qui n'était déjà pas bien long. Par réflexe, il a bougé le bras, l'aiguille s'est retirée un peu et le sang est monté dans le tube. Dingue ce qu'un coup de torchon peut parfois être magique !

Ce couple d'octogénaires complices habitait la maison qui avait vu grandir ses enfants. Les murs du salon à la tapisserie jaunie étaient chargés de photos encadrées : ceux qu'ils avaient mis au monde et qui avaient fait naître à leur tour de nombreux petits-enfants. Une famille entière sur papier glacé entourait avec amour ce couple âgé qui menait une vie tranquille.

Ayant dompté la veine roulante et prélevé mon dernier tube, j'ai retiré mon aiguille. En collant le sparadrap au pli de son coude, je cherchais des yeux sa carte Vitale sur la table. Le couple l'avait préparée tout près de mon bol de thé chaud et de ma madeleine au chocolat :

« Tiens, pis pendant que j'y pense, t'as aussi le rappel de mon vaccin à faire… Alors, tu vas me faire payer combien aujourd'hui ?… Rien ? C'est gratuit ? »

Pas vraiment étonnée de cette réflexion que j'entendais chaque semaine à l'énoncé du fameux « 100 % ALD », j'ai rectifié. Non, ce n'était pas gratuit, sa prise de sang et son vaccin étaient simplement pris en charge par la Sécurité sociale dans le cadre de son affection de longue durée (ALD), mais rien n'était gratuit. Lui n'avançait rien, c'était différent. J'ai enlevé le capuchon de l'aiguille de son vaccin et en passant le coton alcoolisé sur la peau de son épaule, je me suis dit que c'était un soin bradé de plus...

La semaine précédente, je m'étais fait la même réflexion alors que je venais de terminer les soins d'un patient que je connaissais bien : « Attends, demain je n'ai qu'une injection, tu n'as qu'à facturer celle de ce matin à demain, comme ça tu gagnes au moins un demi-soin ? »

Un panneau lumineux à gros néons rouges « FRAUDE » s'est mis à clignoter au-dessus de ma tête. « Décaler virtuellement un soin au lendemain pour me faire payer celui du jour au moins à moitié prix. » Cette réflexion, j'aurais pu me la faire toute seule alors que je rangeais mon matos dans ma mallette en calculant ce qu'allaient me rapporter ces soins. Mais elle sortait de la bouche de mon patient qui pensait sincèrement que j'allais frauder pour rattraper l'incohérence de la NGAP (nomenclature générale des actes professionnels, éditée par la Sécurité sociale, la bible de la libérale qui nous dit comment facturer nos soins, Amen !).

Il venait de quitter le salon pour aller se préparer une tasse de thé qu'il m'avait proposé de partager. Je me suis relevée en me tenant à la mousse molle du canapé. Quarante-cinq minutes à genoux, j'avais mal un peu partout.

Malheureusement, je le connaissais bien, ce patient. Je dis « malheureusement » parce qu'un patient qui m'accueille tous les jours chez lui reste souvent malade jusqu'au jour où il ne m'ouvrira plus la porte. Avec le temps, j'avais pris mes habitudes, tout comme son chat obèse qui prenait un malin plaisir à jouer les bloque-porte pour m'empêcher d'entrer.

Cinq soins. La totale quoi. Quarante-cinq minutes.

Une prise de sang super-balaise à réaliser sur des veines qui ne l'étaient plus à cause des chimiothérapies, une douloureuse injection d'antibiotiques à préparer et à faire passer en douceur, une autre piqûre en lien avec son traitement journalier qu'il appréhendait toujours parce qu'à force d'être piqué, le corps finit par se révolter, les pansements d'un cathétérisme rénal au nombre de deux parce que, je vous le donne en mille, ses deux reins étaient touchés, de l'écoute un peu, beaucoup, parce que ce matin-là la maladie semblait un peu plus lourde à porter.

J'ai fait un calcul rapide de ce que me rapporteraient ces soins si je pouvais les facturer à taux plein et en les cumulant :

1. Pansement de cathétérisme rénal G : 6,30 €
2. Pansement de cathétérisme rénal D : 6,30 €
3. Prise de sang : 4,73 €

4. Préparation et injection d'antibiotiques : 3,15 €
5. Injection journalière : 3,15 €
6. Écoute, réassurance, soutien : 0,00 €
7. Déplacement dans un lieu-dit paumé dans la brousse à 2 km du bourg : 2,50 €

Total : 26,13 € brut (– 60 % de charges, soit 10,45 € net) pour les 45 minutes passées auprès de mon patient.

« T'es sûre que tu ne veux pas un thé ? Non ? OK… »

En rangeant la tasse qu'il avait sortie pour moi, il m'a demandé combien j'allais être payée pour ses soins. Je lui ai alors raconté l'aberrance (j'appelle « aberrance » l'aberration quand elle est organisée en système, aveugle et sourde à la complexité des situations) de la nomenclature (probablement mise en place par des fonctionnaires formés par un CAP Vente) :

« 1er soin payé entièrement, le 2e à moitié prix et les 3e et suivants sont gratuits ! Profitez-en sans vous presser, messieurs-dames, car avec les soins infirmiers, ce sont les soldes contraints et forcés toute l'année, YOU-PI ! »

1. Pansement de cathétérisme rénal G : 6,30 €
2. Pansement de cathétérisme rénal D : 3,15 € (6,30 € / 2)
3. Prise de sang : 0,00 €

4. Préparation et injection d'antibiotiques : 0,00 €
5. Injection journalière : 0,00 €
6. Écoute, réassurance, soutien : 0,00 €
7. Déplacement dans un lieu-dit paumé dans la brousse à 2 km du bourg : 2,50 €

Total : 11,95 € brut (soit 4,78 € net) pour les 45 minutes passées auprès de mon patient.

Bordel, même pas 5 € net.

5 € pour écouter et rassurer mon patient qui avait besoin de parler et d'être entendu. 5 € pour soigner avec dextérité en maniant des aiguilles et des pinces sans faire mal. 5 € pour quarante-cinq minutes d'effort et de concentration en m'éclatant les genoux sur les tomettes au plus près de mon patient allongé dans son canapé. Cinq soins pour 5 €.

J'ai eu envie de crier d'énervement, vraiment. Je ne suis pas vénale, mais je ne trouve pas ça normal. Je veux bien entendre que la santé a un coût, qu'il faut faire attention aux dépenses, mais là, d'un coup j'ai vraiment eu l'impression qu'on se foutait de ma gueule. Alors j'ai relevé le visage vers mon patient et je lui ai seulement dit :

« ... Il te reste de quoi me faire une tasse de thé ? »

Et parce qu'il me connaissait bien, il a ajouté un carré de chocolat.

4

Certains patients me détestent

Samedi soir, à l'heure où tu te sens parfois (in)utile :

« Un silence bien placé vaut souvent mieux qu'une phrase déplacée. »

[Conseil d'une infirmière
lors de mon stage en soins palliatifs]

« Ta gueule ! »

Heureusement, je connaissais bien la maison et ses habitants, sinon j'aurais pu croire que cet accueil m'était destiné. Mais c'est la chienne qui venait d'être rebaptisée ainsi pour cause d'aboiement. Le cliquetis des clés dans la serrure n'était pas le même que ce matin. Étrange. L'ouverture de la porte était nerveuse, presque brutale. Bizarre. Ce n'était pas l'habitude de cette famille plutôt introvertie et qui était dans la retenue depuis le début des soins. Quelque chose n'allait pas.

Une petite pointe m'a pincé le plexus, juste là, tout en bas de mon cœur. Je sentais que ce soin allait durer plus longtemps que les quinze minutes prévues.

Par réflexe et pour tâter le terrain, j'ai interrogé celui qui venait de m'ouvrir la porte :

« Non ça va pas ! »

D'un mouvement de la main, il m'a montré sa femme couchée sur le canapé. Leur fille était accroupie à ses côtés. Elle caressait la chevelure courte de sa mère, clairsemée par les nombreuses cures de chimiothérapie. Ma patiente me tournait le dos et je ne voyais d'elle qu'une masse enroulée, emmitouflée sous une épaisse couverture de couleur marron.

« Et puis elle refuse de manger, là ! Ça va pas, c'est pas possible ! »

Énervé, il est parti s'enfermer dans le garage. C'était son lieu de décompression rien qu'à lui ; il avait pris l'habitude de s'y enfermer pour bricoler et se reposer un peu de l'atmosphère que le cancer de son épouse avait rendue pesante.

Pour le mari, je verrais plus tard. La priorité était ma patiente, que je commençais à bien connaître, jamais vraiment gaie mais jamais déprimée non plus. Si je l'avais d'abord crue antipathique, elle m'avait prouvé que sa nonchalance lui permettait bien au contraire de faire face aux pires situations.

« Moi j'ai l'habitude de dire que ça va aller. » Le genre de personnalité dont l'expérience m'a appris à me méfier car il est difficile de cerner le moment où rien ne va plus vraiment. Et ce fameux moment était en train de se jouer là, maintenant, sous cette couverture.

Ma patiente était recroquevillée autant que son corps le permettait, bien calée sur des coussins pour protéger sa peau des points de pression pouvant créer des escarres. Les larmes coulaient sur ses joues alors qu'elle se forçait, une paille dans la bouche, à boire le contenu infâme d'une boisson hyper-protéinée qui n'avait de café que le nom.

Sa fille s'est retirée pour me laisser la place. Je lui ai enlevé doucement la paille de la bouche, pour lui montrer que la priorité n'était pas de prouver qu'elle était capable de fournir les efforts dont son mari semblait lui reprocher l'insuffisance.

Je la voyais pleurer pour la première fois depuis le début de la prise en charge, il y a plusieurs mois. Elle pleurait sa peur de l'échec, son angoisse de ne jamais guérir. Elle pleurait de s'être fait engueuler par son mari, de cette première dispute depuis bien longtemps. Elle pleurait de crainte de n'être plus comprise de celui dont elle était tant éprise.

Après quelques instants de tâtonnement, tout redevient instinctif ; on ne programme pas les sentiments comme on programme des soins, il faut improviser. Laisser parler mon corps de soignante : calmer ma respiration pour inciter celle de ma patiente à se caler sur la mienne ; installer doucement mon regard dans le sien pour lui montrer que je suis là pour elle ; adoucir encore ma voix pour calmer les sanglots qui éraillent la sienne. Des gestes très doux, des mots mais pas trop, des silences bien placés. De l'écoute, beaucoup de douceur. Un verre d'eau, un mouchoir propre. Ce n'est pas du soin technique, ce n'est pas inscrit dans les protocoles, et ça, on ne nous l'apprend pas à l'école.

Ma patiente s'est calmée et, sans la lâcher un instant du regard de peur qu'elle ne replonge dans ses sanglots, j'ai pu effectuer les soins. En rangeant mon matériel, j'ai jeté un regard discret sur l'horloge du mur. Mon prochain patient devait être en train de m'attendre dans le noir en faisant les cent pas devant mon cabinet...

J'ai vu le mari s'engouffrer dans la chambre et deux scénarios se sont joués dans mon esprit. En plein dans l'ambivalence de la bête à deux têtes qu'est l'infirmière libérale. La tête de gauche, l'hyper-empathique, me demandait de prendre le temps que je n'avais pas pour ce couple qui en avait besoin. Elle me disait que le prochain patient comprendrait, ou qu'il m'en voudrait peut-être mais pas autant que je m'en voudrais si je refusais de rester. La tête de droite, l'hyper-logique, me rappelait que je n'étais payée que pour lui injecter son produit et que les 8,58 € brut de son soin ne couvraient pas tout ce que j'étais en train de faire. Elle m'a dit de partir et de les laisser gérer en famille ce moment qui allait probablement les marquer jusqu'à la fin de leur vie...

« Je peux entrer ? »

Mon intrusion dans la chambre se voulait la plus douce possible, car je le savais dans un état tel que lui-même ne devait pas se reconnaître. Le mari était en train de retaper frénétiquement le lit conjugal. Accroupi, il s'entêtait à défaire et refaire un coin de la couverture qui ne daignait pas s'assouplir sous le plat de sa main. Ce lit n'accueillerait plus sa femme, qui avait fait ce matin le choix d'investir le lit médicalisé installé dans le bureau voisin.

Je me suis assise pour qu'il sache que j'allais prendre le temps. Pas trop près pour ne pas l'envahir, pas trop loin pour être à ses côtés. Nous avons discuté de sa peur de l'échec, de la chimio qui ne donnait rien. Du désastre que représentait à ses yeux cet arrêt de l'alimentation, qui lui semblait un avant-goût de mort. Je l'ai écouté me parler de l'angoisse de perdre sa femme, de son dévouement pour elle, que sans elle, sans elle... Il s'est effondré à nouveau.

Il avait élevé la voix sur sa femme malade, lui avait ordonné de manger, et c'était le cri d'un homme inquiet et malheureux. Il a libéré sa parole. Il a pleuré sa colère et sa culpabilité d'avoir crié. Un instant plus tard, il s'était calmé et caressait doucement la couverture qui ne présentait plus aucun pli.

Il a récupéré des pleurs et des peurs qui embuent l'esprit dans le silence et a lâché un « Vous êtes géniale… » auquel je ne m'attendais pas. Ça m'a gênée. Parce que je ne me suis pas sentie géniale, je me suis sentie impuissante. Vraiment.

J'ai repris mes affaires et je suis partie discrètement. Je les ai quittés tous les deux, lui agenouillé auprès de sa femme, le nez enfoui dans le cou de son amour. Les épaules tressautant sous des résidus de sanglots, il caressait avec tendresse la couverture de celle qui, bien malgré elle, lui causait tant de peine.

Il y a des jours où les caresses d'un mari et la présence d'un soignant ne suffisent pas pour affronter ce qui se cache sous cette couverture.

Mais voilà, force est de constater que même si mes patients aiment ce que je fais pour eux ou pour leurs proches, il arrive qu'ils me détestent. Et quoi de plus normal lorsqu'on exerce un métier humain que d'être confronté à tous ses aspects :

joie, bonheur, agacement, colère. « Je te déteste autant que je t'aime ! », c'est une ambivalence avec laquelle les infirmières ont appris à jongler en manipulant les pinces, les aiguilles et les corps fatigués des patients. Parfois, les patients s'agacent simplement en me voyant, parce que mes soins sont quelquefois le signe que l'état de santé se dégrade, parce que mes mains et mes gestes approchent des corps en souffrance qu'eux-mêmes et leurs proches n'arrivent plus à toucher, et parce que la peine et la colère qu'abrite l'intimité des maisons les empêchent parfois de me rendre mon sourire.

Mais j'ai appris. À domicile, j'ai appris à panser différemment mes patients et à prendre sur moi lorsque j'entends des réflexions fatigantes-attachantes-agaçantes-poilantes-♥ (rayez les mentions inutiles).

« Vous êtes (ENCORE) en retard ! »

La frange collée par la sueur avec une mallette de soins qui me sciait l'épaule, la boîte à prise de sang dans une main et son ordonnance dans l'autre, j'attendais que la vieille dame me dise bonjour. Mais je n'ai eu que cette réflexion sur ce foutu retard pour lequel je n'avais aucune explication. Il y avait bien eu ce tracteur qui roulait à

30 kilomètres-heure et que je ne pouvais pas doubler, cette personne âgée sourde qui dormait et n'avait pas entendu la sonnette, un soleil rouge à se damner que j'avais pris le temps de regarder se lever en buvant une gorgée de thé froid. Mais peu importe, la patiente était déjà partie en boitant vers le fond de son couloir et m'attendait encore en pianotant de toutes ses forces sur le bord de la nappe cirée de sa cuisine. C'était une « patiente » qui portait mal son nom.

« Mais ça fait partie de votre métier de retirer les fils, non ? »

Tout à fait, madame. Sauf lorsqu'on me demande de désuturer l'abdomen poilu d'une bête à quatre pattes (qui m'a mal accueillie). Je peux enlever des fils dans des coins et recoins improbables du corps, si tant est que ce corps soit humain, désolée pour Toutoune, le croisé teckel-ragondin de ma patiente. Elle en était pourtant persuadée et comptait bien profiter de mon passage chez elle pour me demander de retirer gracieusement les fils de son chien : « Je ne vais quand même pas payer une consultation chez le véto pour faire enlever trois pauvres fils ! »

« Vous pouvez quand même me le faire ce vaccin, non ?! »

« Sans ordonnance, aucun soin ne peut être réalisé par une infirmière ! » Je vais finir par me le faire tatouer sur le front vu le nombre de fois où on me demande de travailler sans prescription.

C'est pourtant le b.a.-ba auquel on ne peut pas déroger et les médecins devraient le savoir avant d'envoyer leurs patients se faire soigner sans le fameux papier. Parce que l'infirmière sans sa prescription, c'est un peu comme le mojito sans sa menthe, c'est impossible. Tous les patients ne sont pas sensibles à la métaphore du mojito, alors j'ai dû demander à celui-là de contacter son médecin traitant afin qu'il rédige une ordonnance.

« Et vous ne pouvez pas le faire, ça ?

— Oui, je pourrais le faire, mais ça me faciliterait vraiment la tâche si vous pouviez vous en occuper, s'il vous plaît (avec un cordialement-bisous-♥ dans la voix)… »

« Elle va aller mieux hein ? Si vous faites ces soins, c'est qu'elle va aller mieux ? »

Il avait les yeux rouges et il attendait une réponse. J'avais envie de fermer les yeux pour les rouvrir sur un champ de blé, tu sais, de ceux qu'on voyait enfants et qui dansaient avec le vent. C'est con, mais quand j'ai besoin de me recentrer, je pense au blé et tout va mieux (blague d'infirmière libérale vénale). Mais il était là, les yeux plongés dans les miens et il attendait que mes lèvres bougent pour lui dire les mots. « Cancer... Se dégrade... Mes soins... Douceur... Tout le confort possible... » Bam.

« Alors ça sert à rien ce que vous faites ? Ça sert à quoi de la soigner si vous n'êtes pas capable de la guérir, hein ?! »

Dans le silence où se calfeutrait cette maison d'où la vie semblait s'enfuir, on ne percevait plus que le souffle saccadé de cet époux qui perdait pied. Et je me retrouvais en face, seul témoin, seule professionnelle de santé à entendre sa peine et sa colère :

« Elle ne peut pas mourir, pas après tout ce qu'elle a fait. Pas après tout ce qu'elle a subi... Les médecins, ils ont mal fait leur travail, vous auriez dû vous en apercevoir... Vous lui faites des piqûres, ça sert à quoi maintenant hein ?! Elle n'a pas besoin de soins, elle a besoin de guérir ! »

Oui, parfois on remonte dans sa voiture et on se sait détestée. Alors on souffle à fond trois fois derrière son volant avant de repartir pour le prochain patient. C'est un sentiment difficile à accueillir lorsqu'on exerce un métier de cœur, pour lequel on voudrait être aimé et reconnu. Oui, parfois vous nous aimez. Oui, quelquefois vous nous détestez. Souvent ça nous agace, quelquefois ça nous vexe. Mais ça nous atteint rarement car nous savons qu'il y a des colères mieux fondées, parfois juste de l'autre côté de la rue.

Deuxième jour : dimanche

5

Travailler le dimanche, c'est comme s'épiler les jambes

Dimanche matin, à l'heure où ma voiture démarre plus vite que ma motivation :

« Il sera aujourd'hui difficile de se défaire de son parapluie. »

[Météo de France Inter, 6 h 20]

J'ai posé ma tartine et coupé le son de la radio. C'était dimanche, et ce matin je voulais qu'on me paillette le cœur, pas qu'on me dise que c'était une mauvaise idée de mettre un pied dehors. Le soleil n'était pas encore levé et j'entendais la pluie et le vent frapper les carreaux de la cuisine. J'ai regardé l'horloge derrière moi : la petite et la grande aiguille s'accordaient pour me dire qu'il était l'heure d'affronter le vent, la pluie, la nuit et ma tournée de soins. J'ai retiré l'élastique à cheveux que je stocke toujours autour de mon poignet droit et, devant la vitre de mon micro-ondes, improvisé un chignon effet coiffé-faussement-décoiffé-mais-franchement-foiré : ça irait très bien.

Finalement, travailler le dimanche, c'est un peu comme épiler à la cire des jambes super-poilues (façon yéti). On se demande comment on est devenu maso au point de se l'imposer. C'est douloureux, on s'y prend à trois fois avant d'y aller, et puis une fois la douleur passée, on est quand même contente de l'avoir fait et le résultat est chouette, surtout quand mes vieilles patientes me gavent de sablés au beurre de baratte pour me remercier de l'avoir fait (m'être levée hein, pas m'être épilée, pour ça on verra quand je serai d'humeur).

Je suis sortie de chez moi en essayant de faire le moins de bruit possible… Et puis, alors que je commençais à pester franchement contre le vent qui décoiffe, à gueuler contre la pluie qui démaquille, la nuit qui ne dessille pas les yeux et l'heure qui les endort, j'ai commencé à m'engueuler. À m'auto-engueuler pour faire revenir « Bonne-Humeur ».

Bonne-Humeur, c'est celle qui grimpe joyeusement avec toi dans la voiture, heureuse de partir bosser. Parce que ce matin elle a trouvé que le lever de soleil était chouette, parce qu'elle roule fenêtres ouvertes en sortant son bras comme lorsqu'elle avait sept ans, parce qu'elle trouve que dehors, ça sent bon le foin. Tout est prétexte à sourire et elle est parfois agaçante de crédulité. Elle a une petite voix simple et pleine de fraîcheur, et elle dit que les petits riens font les grands touts. Oh, bien sûr, Bonne-Humeur est naïve... Ou alors sourde ? Disons qu'elle a l'oreille sélective et qu'elle essaie de ne pas prêter attention à ce qui pourrait nuire à son petit monde. Elle écoute toujours la musique fort dans la voiture parce qu'elle trouve chouette de voir défiler le paysage et les gens qui marchent en ayant l'impression d'être au beau milieu d'un clip.

Bonne-Humeur, c'est la nana imperturbable qui oppose un visage stoïque au patient qui lui reproche dix minutes de retard parce qu'elle sait que deux rues plus loin se trouve sa patiente-chouchou qui sera un rayon de soleil dans sa tournée : une patiente qui se fout du retard ou de l'avance, qui garde toujours le sourire et lui cueille des fleurs sauvages dans son jardin. Cette dame se promène avec sa vieille pote Bonne-Humeur aux trousses depuis plus de quatre-vingt-sept ans.

Bonne-Humeur le sait, et elle se nourrit sans retenue de ces gens-là, de ces « patients ressources » ; ils lui permettent de faire le plein de cœur (pour en remettre dans son travail) en éliminant les patients toxiques (ceux qui se baladent souvent avec la petite sœur « Pff »). Bonne-Humeur, même si elle m'énerve parfois, c'est une nana que j'aime bien et qui m'est fidèle. Je la retrouve avec plaisir presque tous les jours... Sauf ce matin.

J'ai eu beau chercher Bonne-Humeur partout, elle n'était pas sur le siège passager de ma voiture. Elle qui d'habitude monte le son de ma radio en balançant *Cheap and Cheerful* de The Kills (ouais, ma Bonne-Humeur à moi, elle est rock) avait déserté ce matin ; pas envie de démarrer la voiture, pas de musique cool dans l'habitacle : un silence qui endort. Un agenda ouvert sur mes genoux et pour horizon la matinée de soins qui m'attendait avec l'incertitude : réussirai/réussirai pas à caser tous mes patients à temps ? Déjà je m'agaçais des « Vous êtes en retard ! », et un « Pff » a retenti tout près de mon oreille.

La Petite-Pff avait pris place sur le siège passager de ma voiture et criait à tue-tête. La prochaine fois, je l'attache dans le siège-auto de ma fille et je l'abandonne dans un bois... Mais en attendant, j'allais devoir faire avec et imaginer ce que Bonne-Humeur m'aurait dit : « On s'en fout, fais ce que tu peux. Jamais personne ne te reprochera d'avoir fait de ton mieux. Ou alors ce sont des cons, et là, on n'y peut pas grand-chose ! »

En roulant, je passais en revue ma tournée de bourrin en priorisant les patients les plus urgents, mais aussi en fonction du type de soins et de l'adresse pour prendre les chemins les plus adaptés et économiser du carburant. Une sorte de Rubik's Cube du soin que je n'avais jamais vraiment réussi à combiner dans les règles de l'art, il y avait toujours plusieurs faces qui déconnaient.

Et alors que le mélange magique de « C'est quand même beau la nature ! » et de « Mais c'est dimanche, fait suer » faisait son œuvre, je voyais se profiler un début de tournée sans l'option « sourire ».

Je me suis rappelé ce soin réalisé quelques jours plus tôt alors que j'étais dans le même état d'esprit. Je pestais (encore une fois, oui, et alors ?) contre le temps. Et fatiguée de m'entendre grogner, je m'étais auto-engueulée (une nouvelle fois, oui bon, OK) :

« Il est tôt, OK. Il fait pas beau, d'accord. Et alors ? Tu préfères quoi ? Retourner dans ton ancien service où tu ne voyais même pas le soleil et où le seul moyen de prendre l'air, c'était tes pauses clope en allant jeter les poubelles du service ? C'était vachement plus bucolique, hein ! Allez, hop là, tu te motives ! T'as cinq personnes à voir ce matin au cabinet avant de débuter ta tournée. Hors de question qu'ils aient à supporter une soignante la gueule dans le brouillard dès le matin alors qu'ils n'ont même pas pris leur café ! »

Je me suis garée tout près du cabinet, j'ai ouvert la portière et posé le pied sur le bitume. Il faisait noir et le trottoir était éclairé par ces réverbères qui donnent à l'asphalte leur couleur orangée (moche). Ma première patiente était là.

Je me suis avancée vers ma toute première dame et je lui ai serré la main. La première d'une longue série. Son sourire était timide et poli, juste dans le coin droit de sa bouche fine et légèrement rosée. Elle était tellement pâle ! Je l'ai invitée à entrer et à se mettre à son aise en lui indiquant le fauteuil de prélèvement sur lequel elle s'est assise après avoir rapidement enlevé son manteau. Une odeur de café froid se dégageait de la machine éteinte. Ça sentait bon. L'eau chaude avec laquelle je me lavais les mains me détendait jusqu'au bout du cuir chevelu. Je me sentais bien…

« Je viens pour un bilan de fer. »

La dame, assise, les mains jointes bien calées entre ses deux genoux serrés, regardait autour d'elle. Elle inspectait le cabinet en s'arrêtant sur les cadres, sur mon sac à main posé à la va-vite sur le bureau et a fini par baisser les yeux lorsqu'ils ont croisé les miens. Je ne la connaissais pas, j'étais une parfaite inconnue pour elle. Mais je l'aimais bien.

Elle dégageait ce petit truc qui me fait penser quelquefois que je vais bien m'entendre avec quelqu'un. C'est instinctif, ça ne s'explique pas et j'avoue que c'est assez dégueulasse pour ceux face à qui mon aura se rabougrit au lieu de se déployer. Elle semblait tellement forte et fragile en même temps... Son visage était simple et beau ; elle dégageait une puissance fatiguée. J'ai décidé de creuser pour comprendre et je lui ai posé quelques questions teintées d'un humour plus ou moins clair – le soleil n'était pas levé, je faisais ce que je pouvais !

Nous avons parlé saignements, fatigue et angoisse de ne pas savoir. Nous avons discuté boulot, collègues, arrêt de travail et isolement social. Durant les deux petites minutes qu'a duré sa prise de sang, nous avons parlé maison, jardin, pluie et parterre en friche. Cette femme qui ne vivait que pour le travail était bloquée par la fatigue, trop de saignements, sans en connaître la cause. Elle qui n'était bien qu'entourée des autres se retrouvait un peu contrainte à l'isolement. Cette personne active était coincée chez elle, ne pouvait plus profiter de son jardin, transformé en friche alors qu'il y aurait eu tant à faire, mais le corps ne suivait plus... En deux minutes, nous avons parlé de tout ça.

« Bloquée, enfermée, coincée », son diagnostic était clair, et il y avait de quoi ravaler un sourire.

À la fin de la prise de sang, elle avait décroisé les jambes. Le sourire avait envahi toute sa bouche, jusqu'à lui faire montrer ses dents. Elle prenait son temps pour se rhabiller et ne semblait plus pressée.

Je m'avançais vers la porte lorsqu'elle a fait une pause en nouant son écharpe autour de son cou :

« Je voulais vous remercier pour votre sourire. Il est communicatif. Vous avez une personnalité souriante, ça fait du bien. Ça réchauffe, je voulais vous le dire… »

J'ai repensé au brouillard, à ma couette, à ma tête par la fenêtre de ma voiture, à mes paupières lourdes à en tomber par terre et je me suis sentie con. Con et souriante. Je l'ai remerciée. Sa phrase a résonné dans ma tête pendant toute ma tournée.

Jusqu'à ce matin, je n'ai cessé de repenser à son sourire qui remerciait le mien. Mon sourire était apparu de lui-même, sans que je m'en rende compte, grâce au sien, et restait bloqué sur mon visage grâce à elle.

Parce qu'il y a elle et parce qu'il y a eux : mes patients du dimanche.

Il y en a une dont la maison est perdue en pleine campagne. Une vieille dame en blouse à fleurs qui marche vers moi avec sa boîte à chocolat et son arthrose qui la fait tanguer comme un bateau. Elle qui me salue avec un « Alors, comment qu'c'est ? » pour me demander comment je vais. Ma patiente a sa tradition du dimanche bien à elle : le Ferrero Rocher dominical. Il est tout mou lorsque je le croque, je ne sais pas de quel Noël il date, j'adore ma patiente, j'adore le chocolat mais je la soupçonne d'utiliser mes passages chez elle le dimanche pour écouler ses stocks.

Je traverse le village désert. Même pas un chat en vadrouille. Les gens sont de repos et ils restent chez eux. Ce matin, tous mes patients ou presque m'accueillent en pyjama. Le dimanche, les parents trentenaires m'ouvrent leur porte le cheveu de travers et la télé allumée sur fond de dessins animés, fatigués que le petit dernier n'ait pas encore compris ce que vaut une bonne grasse matinée. Les quadras pestent contre l'adolescent qui traîne du chausson dans l'escalier, pas vraiment pressé de sortir du lit pour se faire soigner. Les plus anciens préparent déjà le déjeuner pour leurs enfants et leurs petiots qui viennent pour midi. Moi, je prépare mon matériel de soin dans le salon et l'odeur de poulet rôti (avec des pommes de terre grillées). Le genre d'odeur qui peut devenir une torture olfactive quand le repas est loin.

Et puis le dimanche, il y a des confidences et une complicité que je ne retrouve pas toujours les autres jours, je n'ai jamais vraiment compris pourquoi. Il y a ce très vieux monsieur que les années font pencher en avant. Ce matin, il me tire affectueusement par le bras pour me mettre à la hauteur de sa bouche souriante et me glisse à l'oreille :

« Nan mais vous, vous comprenez quand je vous parle ?

— Oui. Oui, je vous comprends, pourquoi vous me demandez ça ?

— Nan parce qu'avec ma femme, ça fait soixante-six ans qu'on est mariés, et elle ne m'a jamais compris ! »

Pour toutes ces taquineries de fin de semaine que mes patients s'autorisent parce que le dimanche a le pouvoir de rendre les relations un peu différentes, en rendant un peu plus mince la cloison qui sépare le soignant du patient, le dimanche a un petit goût particulier que je ne retrouve pas les autres jours.

Troisième jour : lundi

6

La vie c'est comme une rose, des fois on s'en fout

Lundi matin, entre le coup de bourre du début de tournée et le coup de barre bien gratiné de fin de matinée :

« Hey ! Alors, tu manges avec nous en ville ce midi ? Bisous ! »

[Texto d'Apolline, pote infirmière]

J'ai coupé le contact de mon véhicule garé devant la maison d'une patiente qui allait encore me reprocher mon retard. Étonnée de voir que je captais suffisamment pour recevoir des messages, j'ai pris le temps de répondre à ce texto, ne sachant pas quand j'allais à nouveau capter cette fichue barre de réseau :

« Je suis super à la bourre, je vais faire au mieux pour boucler ma tournée à temps. Gardez-moi une place au chaud et une bière au frais, je fais au mieux ! ^^ Bisous ! »

Il faut dire que les raisons pour justifier mon retard ne manquaient pas. Tout en cherchant le trousseau de clés de ma patiente dans mon sac à main (oui, j'ai les clés de certains patients, et on n'imagine pas le nombre de fois où j'en ai trouvé faisant un malaise. Bon, à défaut, je suis déjà passée par des fenêtres aussi !), je les passais en revue :

Top des bonnes raisons d'être en retard

1. J'ai (encore) crevé un pneu ! (Ou la version princesse : « Ma licorne a crevé un sabot ! »)
2. Ce matin, j'ai deux mains gauches et je foire toutes mes prises de sang. (Mais avec une très belle mauvaise foi, j'accuse les veines et, à la place, je dis : « Les patients sont impiquables et j'ai pris du retard ! » Ouais, c'est pas bien, je sais…)
3. Ni vous ni vos voisins n'avez mis de numéro sur vos façades, c'est raccord certes, mais du coup c'est compliqué pour vous trouver…
4. Je me suis perdue car j'ai le sens de l'orientation d'un pigeon myope.
5. J'ai eu une urgence ! (Le boulanger a fait des muffins au chocolat et il fallait absolument que je les goûte.)
6. J'ai été aspirée dans une faille spatio-temporelle me bloquant dans un monde parallèle, sombre et chaud, m'empêchant d'être à l'heure pour votre soin… Ouais, bon OK, j'ai un lit très possessif.

Mes petits retards pardonnables de début de tournée s'étaient transformés en maxi-débordements en milieu de matinée. J'agrémentais chacune de mes entrées chez mes patients de souriants « Désolée, je suis en retard ! », « Navrée, je suis encore à la bourre ! » ou de « Faut que j'arrête de vous quitter en vous disant que je serai à l'heure demain parce que je crois que ça me porte la poisse ! ».

Et puis mon téléphone a sonné... C'était toi.

J'ai reconnu ton numéro sur l'écran de mon téléphone. Tu appelais sûrement à cause du message que j'avais laissé sur ton répondeur ce matin en attendant que mon patient en panne de réveil daigne se sortir de dessous la couette (ce qui est aussi une bonne raison pour être en retard, comme quoi ça arrive à tout le monde !). J'ai regardé l'écran mais je n'ai pas décroché. Je te rappellerai pendant ma pause cet après-midi. Cette fois, je veux prendre le temps pour toi ; pas comme la dernière fois, il y a quinze jours, au même endroit, sur le même trottoir. C'est étonnant la vie, parfois...

Il y a quinze jours, j'étais en pleine tournée de soins, dans les deux premières heures de ma matinée. Les premières heures sont les plus tendues, les plus pressées ; les soins se succèdent à une vitesse folle. Il y a les bilans de sang qu'il faut se dépêcher de prélever parce que les patients sont à jeun ou parce que le laboratoire d'analyses ne va pas tarder à venir chercher les boîtes de prélèvements au cabinet. Les pansements à refaire avant que les patients ne partent au travail ou juste après qu'ils ont pris leur douche, à l'heure convenue la veille… De maison en maison, tous ces petits actes s'additionnent et à chacun se rajoute un inévitable petit retard social, du rapide « Bonjour ! » au « Ça n'a pas l'air d'aller ? ».

Devant la porte de cette vieille patiente chez qui je me rendais sans trop d'envie, j'ai entendu mon téléphone sonner dans la poche arrière de mon jean. Toujours à cause du réseau, je savais que si je ne répondais pas maintenant, je ne pourrais pas rappeler avant un bon moment. La voix que j'entendais était hésitante. Elle prenait son temps pour poser des mots que je ne comprenais pas vraiment. Il y a des gens vraiment pas doués pour parler au téléphone, et ce matin-là je n'avais ni la patience ni l'envie de prendre le temps d'aller à la pêche aux infos alors je me suis impatientée :

« Excusez-moi mais je vous ai mal entendue… Vous pouvez parler plus fort s'il vous plaît ?

— Euh oui… C'est moi… Voilà… Je voulais juste t'appeler pour te prévenir… Maman ne rentrera pas comme prévu chez elle aujourd'hui… Elle est décédée hier à l'hôpital… Voilà… Je… Je voulais te remercier tellement, toi et ton collègue pour tout ce que vous avez fait pour elle... Enfin je veux dire... C'est pas facile... Je... »

Bam.

La claque que je venais de prendre m'a plaquée contre le mur. Je l'écoutais se démener avec ses mots, maladroits, entrecoupés de sanglots, que je lui avais demandé de répéter parce que j'étais trop pressée, trop agacée pour tendre l'oreille la première fois. Je me suis sentie tellement con. Des mots, moi, je n'en avais plus...

« Elle est morte. »

Je lui ai dit combien j'étais désolée. Je lui ai dit d'embrasser fort sa famille pour moi. Je lui ai dit que je pensais fort à elle et à sa maman. À toi, quoi. J'aurais tellement, vraiment, voulu te revoir une dernière fois...

« Elle est morte... » La rose un peu fanée dans le vilain rosier devant moi s'est mise à bouger. Un bourdon en train de butiner le peu de pollen qui y restait venait d'en décoller. En repartant, il a fait tomber sur les gravillons un pétale rose, très pâle. Je me suis accroupie pour le ramasser. Le pétale était très joli et pourtant il venait d'une rose fanée et d'un rosier vraiment laid qui tentait de survivre au milieu d'un jardin sec et complètement abandonné. Je ne sais pas pourquoi, mais j'ai voulu garder pour moi ce joli pétale. J'y ai vu comme un signe, et je ne me suis pas sentie con une troisième fois de penser ça. Pour ne pas l'abîmer dans la poche de mon jean, je l'ai glissé dans mon soutien-gorge, tout contre ma peau, côté cœur.

Je suis entrée chez ma vieille patiente, ma grognon chronique : « T'es en retard !! » Comme tous les matins depuis des années, même les jours où je suis à l'heure… J'ai pris sur moi. Je lui ai parlé avec la même voix que d'habitude. J'ai bougé avec exactement les mêmes gestes que la veille et que les jours d'avant, au centimètre près. Je suis allée dans la salle de bains pour préparer le nécessaire pour sa toilette et je me suis regardée dans le miroir : « Elle est morte… » La bassine s'est remplie d'eau chaude et je suis repartie vers ma patiente. En mode « pilote automatique », j'ai réalisé son soin avec une infinie douceur en parlant de la chaleur et je suis retournée dans la salle de bains pour changer l'eau. J'ai essoré son gant de toilette. Seule face au lavabo, j'ai vu mon reflet : « Elle est morte… » Je suis repartie voir ma vieille dame… Et ainsi de suite. À chaque micro-instant seule, je repensais à toi, et à chaque moment passé avec mon impatiente patiente, j'oubliais ton décès pour me recentrer sur mon soin.

J'ai quitté celle qui se plaignait du temps de dehors et du temps qui ne passe pas assez vite et je suis remontée dans ma voiture. Soulagée d'être enfin seule pour pouvoir penser à toi librement.

J'étais en retard mais je ne bougeais pas. Je regardais mes mains posées sur le volant et je sentais l'air climatisé faire virevolter une petite mèche de cheveux contre ma joue. « Tu es morte. » Ce qu'on ressent à ce moment-là est assez difficile à décrire. On inspire à pleins poumons une émotion dingue, on se dit que notre travail est maintenant fini pour de bon. On ferme les yeux en espérant revoir son visage. On souffle presque de soulagement, de la savoir partie sereinement. Et on a le cœur serré de se dire qu'on ne la reverra plus, ni elle ni ses enfants.

Le soir, déshabillée devant le miroir de ma salle de bains, j'ai souri en me regardant : le pétale était toujours contre moi, collé sur la peau de mon sein. Je l'ai détaché délicatement et je l'ai déposé dans le creux de ma main, pour mieux le regarder : il avait repris des couleurs. À cet instant j'ai compris quelque chose : « On ne peut pas garder le beau pour soi, mieux vaut le partager pour redonner des couleurs à l'autre. »

Alors le lendemain de ce jour-là, je me suis à nouveau présentée devant la porte de ma vieille grognon et alors que je m'apprêtais à l'ouvrir, j'ai fait demi-tour. Je me suis avancée vers le fameux rosier qui m'avait donné ce si joli pétale et me suis écorché les avant-bras pour y cueillir la toute dernière rose, celle qui était tout en haut. Je voulais offrir à ma vieille grognon un peu de ce qui m'avait bouleversée la veille, un peu de ma sensibilité, un peu du beau de dehors pour ramener un peu de vie et de couleur dans sa maison qui en manquait tant.

Je suis entrée et je lui ai présenté la jolie rose pâle que j'avais cueillie pour elle. La vieille dame m'a fait remarquer mon prétendu retard. Ni sourire ni soupir, rien. J'ai déposé sa rose dans un verre à moutarde et je suis allée dans la salle de bains. Comme tous les matins depuis des années, pour y remplir la même bassine d'eau chaude, faire les gestes que je connaissais par cœur.

J'aurais pu être vexée, agacée, fatiguée. Mais en regardant mon reflet dans le miroir, quelque chose avait changé : je souriais. Je souriais parce que je venais de comprendre : la vie finalement, c'est un peu comme une rose, des fois on trouve ça joli et puis des fois, on s'en fout.

7

Je suis un citron

Le midi :

« Docteur, si j'arrête le vin, les femmes, et la cigarette, je vivrai plus longtemps ?
Le médecin : Probablement. Mais la vie vous paraîtra plus longue. »

[Blague de soignant, entre un noyau d'olive et une rondelle de saucisson]

Elles, ce sont mes copines de promo, mes potes infirmières qui exercent maintenant dans des secteurs de soins différents. Dès que nous le pouvons, nous nous retrouvons pour déjeuner ensemble : une belle tablée de soignantes, chacune dans son genre.

À ma droite, Carine, enceinte, essaie de refaire son chignon. Le chignon ou la queue-de-cheval, c'est un peu l'autre uniforme imposé aux soignantes à cheveux longs, pour des raisons logiques d'hygiène. C'est le petit rituel en plus qui accompagne le boutonnage de la blouse blanche dans le vestiaire. Carine bosse dans le service de réanimation d'un hôpital public et supporte de moins en moins bien ses conditions de travail, ses collègues et son planning en douze heures. Son statut d'infirmière enceinte lui vaut deux privilèges importants : un planning aménagé et une blouse une taille au-dessus, mais malgré tout, elle se fatigue beaucoup.

À ses côtés se trouve Lucie, infirmière en neurochirurgie dans une clinique privée. On croit souvent qu'il est plus facile de travailler dans une clinique privée, mais à regarder ses traits tirés, on devine que ce n'est pas si simple. Le rythme est harassant et le sous-effectif récurrent ; pas facile de concilier son travail avec sa vie de famille.

Un peu plus loin, Apolline louche sur mes frites. Cette infirmière travaille dans un service de grands brûlés dans le nord de la France, et après deux week-ends à bosser, elle a enfin pu poser un jour de RTT et nous a rejointes en Anjou. Apolline a l'air en forme, mais la vérité est qu'elle est passée à deux doigts du burn-out et rentre tout juste d'une dispo à l'autre bout du monde, pour cueillir des kiwis.

En face de moi, Marion se ressert un verre d'eau. Elle est infirmière en psychiatrie et passionnée par sa spécialité, mais elle s'est lancée en parallèle dans des études pour se reconvertir dans l'agriculture biologique : un grand écart professionnel nécessaire parce qu'elle ne supporte plus de ne pas avoir les moyens de travailler convenablement auprès de ses patients.

Et Magalie a dû annuler au dernier moment pour remplacer une collègue malade. Elle bosse en réanimation et aime toujours autant son taf : pour elle, un patient bien soigné est un patient intubé, c'est-à-dire muet. Pour elle, l'intérêt des soins n'est pas l'échange et tout le bordel empathique, non : c'est une excellente technicienne et ça lui suffit.

Et puis il y a Louise, ma pote infirmière en EHPAD privé, plutôt satisfaite de son lieu d'exercice malgré la charge de travail, même si elle reconnaît ne pas vouloir y travailler toute sa carrière, elle pense déjà au libéral.

J'ai souvent entendu les IDE, les infirmières diplômées d'État travaillant en service hospitalier, me dire que le libéral, c'était la « liberté ». Et bien souvent, je leur réponds que l'IDEL, l'infirmière diplômée d'État libérale, ne gagne qu'une « L » en se mettant à son compte et qu'avec ça, on vole de façon un peu bancale. Parfois, les libérales quittent leur statut pour revenir au prétendu confort de la blouse blanche en me disant : « Tu devrais y réfléchir toi aussi ! » Et comme à chaque fois que je ne sais plus où j'en suis, je fais un tableau comparatif :

« Infirmière en blanc » versus « infirmière au volant »		
	IDE	IDEL
Soigner les gens	Les accueillir dans leur chambre d'hôpital et les soigner avec respect et bienveillance.	Être accueillie à leur domicile au sein de leur famille et les soigner avec respect et bienveillance.
Les collègues	Si l'ambiance est géniale, c'est formidable, mais si ta collègue est de mauvais poil, ça peut vite virer au pugilat.	Être seule derrière son volant et trouver ça parfois pesant, mais mettre la radio à fond et chanter faux dans sa voiture en se disant que la solitude a du bon.
Le salaire	Salaire pas à la hauteur de l'investissement dans le service, des responsabilités et du niveau de diplôme.	Salaire en fonction de ce qui est travaillé : pas de soins = pas d'argent, congés sans solde toute l'année, nomenclature non adaptée.
Les pauses	On ne peut pas toujours en prendre et on trouve la journée bien longue. On peut manger les petits pains de l'hôpital avec les mini-confitures que les patients n'ont pas mangées.	On essaie de trouver le temps de se poser, chez un patient ou au bord d'un champ, avec son thermos de thé et un croissant tout chaud du boulanger.

La tenue	Une blouse blanche qu'on peut changer en cas d'accident (sang, vomi ou pipi... Oui, pipi...) et que l'on porte fièrement comme l'extension de son diplôme.	Une tenue « civile » qu'on mouille sous la douche et qu'on salit parfois (le pipi, toujours le pipi) mais qu'on préfère à cette barrière blanche boutonnée qui parfois éloigne le soignant de son soigné.
La sécurité de l'emploi	Les départs en retraite ne sont pas remplacés, et les postes deviennent chers. On restructure les services en demandant aux soignants d'être de plus en plus polyvalents et malléables.	On connaît des mois « creux », on craint de ne pas réussir à payer ses charges, on a peur que le statut libéral disparaisse...
La reconnaissance	Accueillir le sourire et le « merci » d'un patient comme une prime pour le cœur qui a beaucoup de valeur.	

Il y a dix ans, nous entrions toutes les sept à l'école d'infirmières.

Certaines, comme moi, sont des « reconverties » ; nous venons toutes de milieux scolaires, professionnels et sociaux différents. Chacune est unique dans sa façon d'aborder les patients et de pratiquer le métier d'infirmière, mais s'il y a bien un désir profond qui nous réunit toutes autour de cette table, c'est l'envie sincère d'être utile à l'autre… Et de se resservir un verre de cabernet d'Anjou.

Dès que nous le pouvions, nous nous retrouvions pour prendre un verre entre copines, en essayant de jongler avec nos plannings à la con, nos enfants et nos hommes qui ne se font pas prier pour sécher ces moments d'hystérie collective – et peut-être aussi les sujets de conversation qui donnent souvent des haut-le-cœur à nos voisins de table… Cet exutoire, pour parler de tout et de rien, du futile et du bouleversant, nous l'avions mis en place au self de l'hôpital où nous avions étudié, et nous tentions vaille que vaille de le reconstituer régulièrement.

J'ai resservi un verre à ma pote cueilleuse de kiwis en lui demandant comment se passait le retour dans son service. Apolline était revenue depuis quelques semaines de son voyage en Asie. La première de nous à avoir flanché dans son travail, c'était notre major de promotion. Tout lui réussissait pourtant. C'était une excellente technicienne et une infirmière vraiment humaine et passionnée par son job. Et puis à force de fatigue, Apolline s'est épuisée ; la cadence du travail, les prises en charge compliquées, la souffrance de l'autre qu'on ne peut pas toujours soulager, devoir en faire toujours plus avec toujours moins et le terrible sentiment de mal faire alors qu'on avait fait avec soi-même un pacte : toujours faire au mieux pour l'autre. Un matin au réveil, les sanglots au moment de se lever, puis le moment où il lui est devenu impossible d'enfiler sa blouse.

Le burn-out : le moment dans ton travail où tu te dis que tu n'aimes plus ce que tu fais, où tu pleures d'être perdue dans ce que tu connais pourtant par cœur. Ces mots anglais que je traduis par « brûler en dehors », alors qu'on semble s'éteindre à l'intérieur…

Bref, elle reprenait en douceur. Elle m'a avoué repenser souvent au mantra que je lui avais donné un jour où elle n'en pouvait plus : « On ne peut pas soigner avec son cœur si on en a plein le cul ! » J'avoue que lorsque je suis touchée, j'ai tendance à devenir vulgaire.

Nous avons poursuivi le repas en parlant de nos conditions de travail et de nos patients, ceux qui nous avaient peinées, ceux qui nous font sourire, ceux qui parfois nous agacent et ceux qui nous rappellent pourquoi nous prenons plaisir à boutonner notre blouse blanche le matin dans les vestiaires qui sentent le déodorant et la basket humide.

Je me rappelle les vestiaires, à l'époque où je travaillais à hôpital… Cet espace transitionnel où l'univers qui sépare ta vie de l'extérieur de celle qui se déroule entre les murs du service a la largeur d'un casier d'hôpital en acier gris (40 centimètres). Chacune a sa paire de chaussures fétiche qu'elle laisse sur le dessus de son casier. La mienne, je l'aimais bien. Une paire de baskets blanches avec son couinement bien à elle quand je piétinais le sol en béton faussement ciré du vestiaire. J'y ajoutais des semelles censées m'aider à préserver mes pieds au fur et à mesure que j'avalais les vingt-quatre marches qui me séparaient de mon service. L'autre chose qui n'appartient qu'à soi, c'est le nœud du lacet répété chaque jour, bien serré mais pas trop, comme un rituel immuable pour rester droite dans ses pompes.

En poussant les portes battantes de son service, on prenait dans les narines cette indéfinissable odeur d'hôpital. Un mélange un peu écœurant de détergent, de draps propres, de plateaux-repas et de ce cocktail spécial « maladie macérée dans le sommeil » que je finissais par ne plus sentir, mais que je porterais encore sur ma peau et mes cheveux le soir une fois rentrée chez moi.

En remontant le couloir, je discutais avec la collègue du service d'à côté qui m'emboîtait le pas. Je ne voyais son visage que par intermittence, lorsqu'elle passait sous les lumières des boîtiers lumineux des sorties de secours. On se quittait d'un geste de la main en se disant :

« Si y a moyen, tu m'appelles pour la pause clope hein ! »

Avant d'y aller pour de vrai, réajuster sa blouse blanche mal coupée et son pantalon deux tailles au-dessus avec le code-barres sur le cul et l'élastique qui éclate la taille. Je me revois passant devant la chambre d'un patient que je sais agressif, insultant, parfois violent, mais qu'il faut soigner alors que mes jambes et ma tête m'ordonnent de partir en courant. Je dépasse deux ou trois portes avant de jeter un œil dans la chambre obscure d'un patient en souffrance dont je ne sais pas toujours comment calmer les douleurs, dont j'ai vu les larmes couler la veille en me demandant si celles qui brouillaient mes yeux relevaient de l'empathie ou de la fatigue. Par terre, devant la porte voisine, un vase rempli de lys blancs. Il a été sorti pour la nuit pour que le parfum entêtant n'incommode pas la patiente (que j'adore et qu'égoïstement, je suis un peu triste de voir partir aujourd'hui)…

Au bout du couloir, lumières blanches et éclats de voix émanant de la porte entrouverte qui s'appelle « Salle de soins ». Mes pupilles sont agressées par les néons blancs du plafond et le silence qui régnait dans le couloir expire dans les éclats de rire de mes collègues. Je salue les soignantes fatiguées de la nuit et j'embrasse mon binôme en me disant que ce sera une meilleure journée que la veille, où j'ai bossé avec mon « binôme de l'enfer ». Une aide-soignante géniale que j'adore et qui redoute autant que moi qu'on bosse dans le même couloir : c'est comme si nous étions un combo de soignantes poissardes qui attirent sur elles le mauvais œil, les décès et tout ce qui peut mal se passer dans un service quand elles bossent ensemble. Je ne suis pas superstitieuse, mais parfois je me demande…

Je m'installe à la table pour faire les transmissions en m'asseyant sur le fauteuil auquel manque une roulette. Agaçant… C'est trois fois rien, ça fait des lustres que c'est comme ça mais là, à 6 heures du matin, ça m'agace. C'est quand même pas compliqué de remettre une roulette !

Enfin, je dis ça mais on a dû se cotiser avec les collègues pour racheter une machine à café (alors que je n'en bois pas) parce que la direction ne voulait pas investir dans ce « qui n'est pas nécessaire ». Il n'y a pas que mon siège qui est bancal, c'est peut-être tout l'hôpital qui est de traviole… Avec une épée de Damoclès : l'énorme auréole au plafond, celle qui grossit un peu lorsqu'il pleut un peu trop…

Je préfère baisser les yeux sur le classeur du planning que j'ai entre les mains et que je consulte le temps que les filles de nuit finissent leurs papiers : l'infirmière de journée n'a toujours pas été remplacée, fait ch… Avec mon autre collègue, nous allons devoir faire son travail en plus. C'est mort pour la pause clope et je n'aurai sûrement pas le temps de manger avant 14 heures. Le tableau des entrées est blindé, tout comme ma vessie – si vous me passez l'expression. Je commence à pester par anticipation, c'est pas bon.

Mon regard se porte légèrement sur la droite pour s'arrêter sur le tableau en liège où sont punaisés les notes de service et les mots de remerciement des patients rétablis ou des familles endeuillées. Quelques phrases un peu bateau pour dire simplement « Merci ». Du carburant en cinq lettres qui permet à tout un service de redémarrer les jours où l'on se demande ce qu'on fait tous autour de cette table, assis sur nos chaises bancales…

Il y a de tout chez les infirmières…

Les agaçantes, qui parlent tofu et cuisine bio en mangeant une salade verte impeccable dans un bento tout neuf alors que tu fais réchauffer une boîte de raviolis dans le micro-ondes de la salle de pause, qui ne parlent que de leurs gosses dont tu espères pour eux qu'ils sont plus beaux en vrai qu'en photo, qui connaissent les protocoles de soins par cœur et qui ne font jamais d'erreur.

Les stressantes, qui se mettent une pression dingue et t'en collent une encore pire, qui courent partout et nulle part en se sentant indispensables alors que toi, tu te sens un peu minable ; ce sont les mêmes qui pleurent et craquent souvent parce que travailler sous pression n'est pas donné à tout le monde.

Les bienveillantes, qui sentent toujours lorsque tu as besoin d'être rassurée et dorlotée ; elles ont une espèce d'aura ultra-maternante et savent déceler derrière le faux sourire d'un patient (ou d'une collègue) le mal-être qui le ronge.

Les hilarantes, avec qui on se poile à en avoir mal au ventre ; avec elles, on peut rire du pire, pleurer de rire et pleurer du pire. Elles sont précieuses parce qu'elles savent mettre en place la cohésion au sein d'une équipe, même et surtout quand les conditions de travail la mettent à mal.

Toutes ces personnes travaillent ensemble et leur diversité donne une couleur particulière aux murs blancs des services de soins. Pour le meilleur et pour le pire, et dans le pire, on sait qu'ensemble nous serons toujours meilleures.

À propos de couleur, un trait de fluo rose sur mon jour de RTT me fait fermer le classeur. Encore une collègue en arrêt et non remplacée. Le fluo du boss et la conscience professionnelle qui me martèle de ne pas laisser mes collègues dans la merde auront eu raison de mon jour de RTT, qui s'est transformé en « Retourne à Ton Travail » !

Le rose fluo, c'est la signature de la cadre grande-chef-du-planning. Elle décide quand tu as le droit de prendre ton week-end de repos, te demande d'aller boucher un trou dans un service trois étages en dessous, fait ce qu'elle peut avec le peu de moyens qu'on lui donne. C'est une ancienne soignante comme toi mais qui a le cul entre deux chaises : une fesse sur le confortable fauteuil de la direction qui lui donne toujours moins de moyens et l'autre fesse sur la chaise bancale de ton service à qui elle demande de faire toujours plus – et c'est son rôle.

Je sentais déjà que j'allais rentrer chez moi épuisée, me doucher et pleurer un coup en accusant le chlore de faire rougir mes yeux. Que les gens de l'extérieur, les non-soignants ne comprendraient pas mon état, ma fatigue, mon agacement et mon investissement dans ce qui n'est « qu'un travail ».

La serveuse a interrompu notre conversation en déposant nos plats sur la table, et je suis revenue sur terre. Carine et sa vessie de femme enceinte se sont excusées pour aller aux toilettes. Je me suis revue en pleurs quelques années plus tôt dans les toilettes du service où je travaillais. En pleurs, dans la seule pièce que j'avais trouvée pour être tranquille cinq minutes. « On va te mettre sur le pool et tu vas tourner sur trois services : la médecine, la chirurgie et la réanimation. » La cadre de mon service ne me laissait pas le choix et, restructuration des services oblige, j'allais devoir boucher les trous. Mais je détestais la réanimation, pire : ce service me terrifiait complètement. D'un coup, j'ai eu peur de mal soigner, j'ai eu peur de tuer un patient, vraiment. La crainte d'être une mauvaise infirmière pesait lourdement sur mes tripes de soignante. J'ai presque supplié ma cadre de ne pas m'envoyer là-bas, et devant son « Tu n'as pas le choix », je lui ai répondu : « Alors je démissionne… » Carine est revenue des toilettes et j'ai enchaîné en leur parlant du patient que j'avais soigné le matin même et qui m'avait dit : « J'voudrais pas l'faire, votre travail. »

Le gentil petit père qui me tendait le bras pour sa prise de sang semblait presque peiné pour moi que je sois infirmière, que je tienne l'aiguille à la recherche de la microveine dans le pli de son coude pour 2,20 € net, que je vienne laver et habiller sa femme dans une maison inadaptée pour 4,18 € net la demi-heure, parcourant les kilomètres au milieu des champs qui les séparaient du bourg dans lequel ils ne pouvaient plus se rendre pour 2,50 € par déplacement.

J'voudrais pas l'faire… Voilà ce qu'il m'a dit ce matin. Et d'un coup, je n'ai plus eu envie. Arrêtée en lisière d'un champ, je regardais mon agenda ouvert sur ma tournée du matin ; les noms des patients défilaient sous mes yeux. J'ai commencé à imaginer ce qui se passerait si je ne faisais pas leurs soins, si demain il n'y avait plus d'infirmière pour s'occuper d'eux...

Les prises de sang resteraient en suspens ; une vingtaine par semaine, que je faisais au cabinet ou à domicile. Cela obligerait les gens à aller au laboratoire, à plus de 10 kilomètres d'ici. Des pansements nécessitant une asepsie et une dextérité fine pour irriguer, mécher des plaies qui coulent, qui font mal et qui inquiètent seraient moins bien faits, à la débrouille, et peut-être les plaies s'infecteraient-elles. Les corps vieillissants de mes patients chuteraient sous la douche qu'ils prendraient seuls, plus personne ne leur apporterait l'aide dont ils ont besoin pour se laver et s'habiller *chez eux* parce qu'ils ne veulent pas aller en maison de retraite ou n'en ont tout simplement pas les moyens. Et les injections, les fils et les agrafes, « petits soins de rien » que les médecins demandent de plus en plus aux patients de gérer seuls sans se demander s'ils en sont capables et s'ils en ont envie...

J'ai reposé la tête contre le siège de ma voiture en soufflant ; ras-le-bol, ce bruit de vide comme si mon envie se dégonflait. Quelques semaines plus tôt, j'avais dû rattraper des injections d'anticoagulants ratées chez une dame ; peu de temps après, un patient s'était enfoncé profondément dans la peau des agrafes en voulant les enlever lui-même parce que son médecin lui avait dit qu'il n'aurait pas besoin d'une infirmière pour faire ça s'il se procurait un ôte-agrafe. Du coup, il en avait pris un dans le tiroir de son bureau… On était loin de l'esprit « travail d'équipe pluridisciplinaire » si cher aux services de soins. J'ai imaginé ces médecins disant à leurs patients à quel point mon travail était inutile et j'en ai eu marre qu'on puisse supposer que je ne serve à rien. Et comme dans un engrenage à la con, je me suis mise à penser à tout ce que j'essayais de mettre de côté durant ma tournée pour ne pas parasiter les soins et cet esprit « full-of-love-♥ » avec lequel je m'efforçais de soigner chacun de mes patients.

J'ai repensé aux infirmiers qui s'étaient donné la mort depuis l'été dernier et à notre profession qui attendait encore une reconnaissance. J'ai repensé à la réponse de l'État sous la forme d'une « prévention des risques psychosociaux-bla-bla-bla-ressers-moi-un-café » et d'un numéro vert alors que nous aurions besoin d'actions concrètes et non de tables rondes ou de coups de fil qui ne feraient que confirmer ce que l'on sait déjà : on a besoin de moyens et qu'on arrête d'associer la santé à la rentabilité…

J'ai repensé à la visite annuelle de l'agent de la CPAM la semaine dernière à mon cabinet, agent qui a conclu notre entretien par un chaleureux :

« Nous allons augmenter les contrôles concernant le paiement des déplacements hors commune et les tarifications de nuit, attention à vous ! », accusateur et inutile puisque ces deux points ne concernaient même pas mes soins. Fraudeuse en puissance, visiblement ; je me suis dit qu'on se foutait bien que les patients mettent leur santé en danger et qu'on n'en avait rien à faire que les soignants aillent mal et que tout ça ressemblait fort à un cercle vicieux... Je me sentais pressée comme un citron, avec des pensées acides.

J'ai regardé mes mains qui tenaient fermement le volant, pas décidées à passer la première. J'ai revu mes mains la veille au soir, mes doigts qui ne savaient plus quoi écrire tandis que je relisais pour la énième fois le message que j'avais reçu sur mon blog :

> « Je suis émue et enragée car il n'y a pas eu cinq infirmiers suicidés cet été, mais six. La sixième, c'est ma Maman. Un lundi matin, elle n'a plus eu la force de se lever pour aller travailler. Elle était infirmière. Elle avait quarante-huit ans. »

J'ai dégluti. Tristesse, colère, amertume étaient roulées en boule dans ma gorge. À l'époque de mes coups de mou à l'hôpital, je filais mon couloir à ma collègue en l'implorant de me laisser descendre fumer une clope deux minutes. Mais en libérale j'étais seule et depuis, j'avais eu l'excellente idée d'arrêter de fumer. Fait chier !

J'ai baissé ma vitre. Dehors, le soleil se levait, le ciel était clair et l'air était frais. J'étais garée en bordure d'un champ de vaches dont les pattes se perdaient dans la brume, que c'était beau ! C'était ma « rephase à moi » ça, les vaches, les champs : le kit d'infirmière de campagne. Ça marchait plutôt bien d'habitude mais ce matin-là, j'étais un citron.

Un citron pressé qui voyait rouge et riait jaune. Les politiques et les institutions du soin ont raison, finalement, de nous presser, puisque tout le monde s'en fout. Bien sûr, c'est la santé des gens, mais il faut faire des économies, au risque de mettre patients (et soignants) en danger. Mais ça, ils s'en foutent, et à première vue, ils ont raison : tant qu'il y aura des citrons (nous), il y aura du jus, et nous, les soignants, on continuera à prendre soin de ceux qui ont besoin de nous. Ceux qui nous gouvernent, nous embauchent et nous paient nous tiennent par ce qui fait de nous des soignants, des gens qui prennent soin des autres : dans le fond, ils savent qu'on continuera à soigner nos patients coûte que coûte, parce que nous sommes des êtres empathiques et accessoirement parce que le droit de grève n'existe pas dans les services, ni en libéral, et qu'on aura toujours peur de mettre nos collègues dans la panade. Ils se disent qu'on ne fera jamais rien qui pourrait mettre en danger les autres parce qu'on les aime trop, nos patients. Parce que la santé des gens passe avant tout, même nos revendications. Avant tout, sauf avant les économies.

Mais voilà : les soignants se tuent à force de soigner, et ça, les suicides reconnus et médiatisés auront au moins permis de le mettre en lumière. L'empathie et la bienveillance ne suffisent plus à garder un soignant droit dans ses Crocs, nous avons besoin de moyens, et aussi de reconnaissance ; à force de trop tirer sur la corde des soignants, certains finissent par se la passer autour du cou. Tout le monde sera perdant, parce que tout le monde peut tomber malade.

Il y a eu, à un moment, un buzz autour du mal-être des soignants : des microreportages dans les journaux télévisés, des interviews dans les émissions de radio. La parole s'est libérée ; on a mis des mots sur les maux de ceux qui soignent. Mais combien de temps de cerveau reste disponible pour ça ? Demain, on ne s'inquiétera plus de savoir comment nous allons, comment nous soignons et c'est dommage parce que les gens qui s'indignaient hier devant leurs écrans de télé sont les mêmes qui auront besoin d'être soignés demain.

Mes copines infirmières et moi nous sommes toutes mises d'accord sur le fait que la santé était malade et que les soignants s'épuisaient. Sans réelle solution à apporter et alors que nous hésitions entre prendre un café après le dessert et faire la révolution, nous avons préféré parler d'autre chose. Une de mes potes a émis l'idée d'utiliser nos citrons pressés pour faire des mojitos et payer une tournée à tous les soignants en souffrance, et nous a raconté une blague de son service :

« C'est un patient qui dit à son pote :
— Le médecin m'a dit que je serais sur pied
dans deux semaines !
— Et alors, lui demande son ami, il avait raison ?
— Et pour sûr, qu'il lui répond, j'ai dû vendre
ma voiture pour payer mes soins ! »

Quatrième jour : mardi

8

Nomenclature générale des actes promotionnels

Mardi en fin de matinée, quand tu te dis que tu ferais bien ta tournée à dos de licorne :

« Cornette : C.O.R.N.E.T.T.E., tutututututututu, bravo Martine ! »

[*Motus*]

« Mais comment je vais faire ?! »

C'était bien la question et, à vrai dire, je ne savais pas quoi répondre à ce vieux patient. J'étais en train d'enlever les pansements de sa jambe posée sur une des chaises en formica marron de la cuisine et je souriais : l'ulcère de sa cheville avait presque cicatrisé. Fière du résultat après de longs mois à ses côtés, j'ai abordé en douceur l'arrêt prochain de mes soins. Accroupie, je m'étirais l'épaule pour faire disparaître un point douloureux sous l'omoplate. Nous n'étions que mardi. Raison de plus pour profiter de mon passage dans sa cuisine qui sentait bon le café froid pour me reposer un peu pendant son soin.

C'était un patient froid et silencieux qui ne supportait que le bruit assourdissant de la télé que sa surdité l'obligeait à pousser au plus haut. Il ne parlait quasiment jamais ; je dois avouer que ça m'arrangeait assez de ne pas avoir à discuter encore une fois de la météo, des antécédents d'arthrose cervicale datant de 1974, ou des malheurs de la sœur de sa belle-fille qui a déjà raconté le tout en large et en travers à sa coiffeuse, qui est aussi la cousine de la boulangère, toutes deux officiant, comme moi, comme artisan de la confidence, brushing et chouquettes en plus.

Mais ce matin, l'arrêt de mes soins semblait le tracasser assez pour le détourner de son jeu télévisé. Dans le petit écran, Martine venait de tirer la boule noire et les « Ohhhh !! » désolés du présentateur attristaient les murs jaunis de la cuisine et même mon cerveau. Je n'arrivais plus à me concentrer, plus à penser. J'étais fatiguée je crois, un peu agacée sûrement, une moins bonne soignante certainement. Entendre la pauvre Martine buter sur le mot « fuchsia » (quelle idée de choisir ce mot aussi...) a eu raison de ma patience. J'ai demandé à baisser le son et, agacé par ma demande, il a éteint le petit écran et il a répété :

« Alors, comment on va faire ? »

« On » ? Maintenant, il m'incluait carrément dans la prise de décision ! Comme si ce n'était pas sa faute, comme si, si je ne trouvais pas de solution, ce serait un peu la mienne quand même... Je me serais bien passé les mains sur le visage, mais elles étaient gantées de latex et n'avaient pas terminé de nettoyer ses plaies – une longue bataille contre une insuffisance veineuse qui m'avait donné du fil à retordre et ne demandait qu'à refaire de vilains trous dans sa peau fragile. Le seul moyen d'y remédier était de porter une paire de bas de contention pour comprimer les veines, relancer le flux sanguin et empêcher ainsi que la peau ne s'abîme de nouveau. Oui mais voilà : la pose de bas de contention, aussi nécessaire soit-elle, faisait partie de la liste obscure et improbable des soins que la Sécurité sociale n'avait pas estimé nécessaire d'inclure dans la NGAP. J'aurais donc dû facturer plein pot et sans remboursement même pour un ALD (affection de longue durée) la pose des fameux bas à mon patient qui gagnait juste assez, avec sa retraite d'ancien agriculteur, pour nourrir son vieux chien gueulard. Mouais...

J'avais bien essayé de lui apprendre la technique de pose, mais quatre-vingt-quatre années et de l'arthrose dans les mains l'empêchaient de remonter plus haut que les doigts de pieds. « Moyennement efficace ! », aurait commenté son angiologue, qui m'avait fait une prescription sans savoir que, pour une fois, cette ordonnance ne me servirait pas. Alors devant l'échec cuisant qu'était ce bas bloqué au bout du pied, j'avais pris la décision, d'un commun accord avec mon moi-à-cornette [1], de lui poser gratuitement ses bas le temps que la cicatrisation se termine. Un acte gratuit qui ne faisait briller ni mon porte-monnaie ni l'auréole que j'avais au-dessus de la tête.

« Alors comment on fait ? » m'avait-il demandé... Je n'en savais fichtre rien. Dans le silence complet qui devenait d'un coup pesant, le cliquetis de ma pince Kocher se fermait sur la compresse. Ce silence gênant, j'y avais eu droit le mois précédent dans l'unique pièce de vie d'un autre patient que je connaissais bien...

C'était un vieil artisan à la retraite qui vivait chichement dans la dépendance d'une maison qu'il louait avec sa toute petite retraite. L'unique objet de valeur était une cloche en verre sous laquelle se trouvait la couronne de fleurs d'oranger de mariée de sa défunte femme. Ce monsieur était à l'image de sa maison : rustique et simple. Un être adorable.

1. Autrefois, les gens étaient souvent soignés par des bonnes sœurs (à cornette) qui bien sûr faisaient cela bénévolement. Il y a un petit reste de ça chez les infirmières aujourd'hui...

Et puis un après-midi, il était rentré chez lui après une nuit aux urgences parce qu'il n'arrivait plus à uriner, qu'il avait voulu attendre pour ne pas appeler pour rien et qu'il avait fini par hurler de douleur et appeler les pompiers. Une poche à urine dépassait de son pantalon en velours et il m'a tendu les ordonnances que lui avait rédigées l'interne des urgences : « Faire faire par infirmière à domicile soin de sonde urinaire et changement de poche une fois par jour, puis retrait du dispositif de sondage dans trois jours. »

NGAP, actes hors nomenclature, facturation plein pot non remboursable même si tu as la CMU : même topo et gros dilemme ce jour-là aussi. Que faire ?

1. Lui facturer, sans remboursement pour lui, les soins de sa sonde urinaire et l'ablation de cette dernière (environ 8,80 € brut par jour) et lui annoncer qu'il allait devoir se serrer la ceinture plus que d'habitude en lui proposant une facilité de paiement en trois fois sans frais pour lui éviter la galère de fin de mois.

2. Demander une ordonnance de complaisance au médecin traitant en faisant passer les soins de sa sonde urinaire pour des pansements pendant trois jours et l'affaire serait pliée. Pas de risque d'infection, je serais payée de mes soins et mon patient sous CMU n'aurait rien à avancer. Oui

mais voilà, ça s'appelle « frauder la Sécu », espèce d'infirmière libérale vénale !

3. Former mon patient à l'hygiène douteuse à l'importance de l'asepsie pendant le changement de poche, à la surveillance des signes d'infection urinaire et de potentielle occlusion de la sonde, aux règles d'hygiène pour les soins du méat urinaire et l'envoyer chez son médecin traitant le troisième jour pour qu'il lui enlève sa sonde urinaire.

4. Me barrer de chez lui en le laissant avec ses ordonnances et sa poche à urine qui traîne dans la poussière, pester contre les médecins qui ne sont pas formés à notre nomenclature, claquer la portière de ma voiture en gueulant contre ce système de santé mal foutu, passer la première, filer tout droit et prendre la première à droite direction la plaine nuageuse bordée d'arcs-en-ciel, là où des licornes m'attendent pour aller soigner des chatons, rémunérée en bonbons multicolores.

J'ai soufflé intérieurement en pensant que l'idée des licornes était vraiment chouette, et puis j'ai posé les ordonnances. Nous sommes allés dans la salle de bains tous les deux avec le matériel nécessaire à l'entretien de sa sonde et je lui ai expliqué comment faire, gratuitement. Trois jours plus tard, son médecin traitant se faisait payer 25 € pour un soin qui aurait coûté deux fois et demie moins cher aux contribuables si la Sécurité sociale l'avait inclus dans la nomenclature. Voilà...

« J'en sais rien... C'est complètement nul comme réponse, mais le seul moyen qu'on me donne pour vous poser vos bas sans prendre le risque de frauder, c'est de vous facturer la pose 7 € sans vous permettre d'être remboursé derrière... »

Mon impassible patient a détourné le visage, rallumé le petit écran et m'a dit sans même me regarder :

« Je ne paierai pas les 7 € par jour et je serai incapable de les mettre tout seul ces foutus bas... Dans quelques mois, je serai encore obligé de passer des dopplers parce que j'aurai de nouveau mal aux jambes, des plaies vont apparaître et ça va couler. J'irai voir mon angiologue qui me dira de vous rappeler et vous reviendrez pendant des mois me faire d'autres pansements, pour au final me remettre des bas, c'est ça ?

— C'est ça.

— Eh ben, elle est belle, l'économie. »

La pose de bas de contention chez le patient âgé, l'ablation de sondes urinaires, les collyres pour une vieille dame dont les mains pleines d'arthrose l'empêchent d'instiller correctement son traitement post-cataracte, l'aide à la prise des médicaments pour une personne malvoyante qui n'arrive plus à différencier les boîtes de comprimés ou les cases de son pilulier, et maintenant les soins de l'ambulatoire, non remboursés... Bravo Martine ! La candidate venait de gagner la finale de *Motus*, le présentateur se disait heureux de la revoir le lendemain sur le plateau. J'espérais sincèrement ne pas avoir à revenir de sitôt chez ce petit père en colère qui avait vraiment toutes les raisons de l'être.

L'ambulatoire est le fer de lance de la gestion du trou de la Sécu, avec pour effet indésirable un risque de prolapsus déficitaire susceptible de faire basculer notre système de santé en phase palliative.

Je me suis garée dans l'allée gravillonnée du couple adorable dont le mari m'avait abordée dans la rue, à la fin de la semaine dernière ; sa femme s'était fait opérer de l'épaule. Leur chien, une espèce de griffon marron haut sur pattes, est venu m'accueillir tout joyeux à la sortie de ma voiture. Une rapide caresse entre les oreilles, j'ouvre mon coffre pour y prendre ma mallette de soins et un set à pansements. Il lève la patte arrière pour pisser sur la jante de mon véhicule. Génial. Ça m'a rappelé ce mini-chien qui avait essayé de lever la patte sur ma sacoche que je venais de poser et qui s'était pris une très discrète (mais très efficace) taloche. Alors à choisir, je préférais que ce soit la jante de ma voiture. J'ai repensé à ces quelques moments de solitude qui avaient marqué mes soins.

Top 5 des petits moments de solitude de l'infirmière

1. Chercher le deuxième chausson d'un patient qui n'a qu'une jambe.
2. Dire « OK, ça roule ! » à un patient en fauteuil roulant.
3. Utiliser ses mains jointes comme réceptacle pour un patient qui vomit (réflexe...).
4. Demander des nouvelles du mari d'une patiente et se rappeler un peu tard qu'il est mort il n'y a pas longtemps et qu'on est même allée à l'enterrement.
5. Entrer chez un patient qui dit « Installe-toi, j'arrive ! », préparer son matériel de soin et comprendre en voyant la tête du propriétaire faisant son entrée dans le salon en string de satin rouge qu'on s'est trompée de maison (ou qu'il s'est trompé de personne).

« Je suis content de te voir, mon chien aussi apparemment ! T'as changé de voiture ? Dis donc, ça gagne bien une infirmière libérale (rire forcé de sa part pour insister sur la note d'humour que je n'avais pas captée). Elle est dans le salon, petite forme hein… Mais ça calme bien la douleur son truc là, dans le sac banane. »

Le truc dans le sac banane, c'était un infuseur sous pression de Naropeine. Le produit qu'on utilise pour les péridurales, mais injecté, dans le cas de cette dame, via un cathéter périnerveux implanté tout près d'un nerf en périphérie de la zone opératoire. Ma patiente m'attendait, détendue, bien calée dans son fauteuil, le bras maintenu par un Dujarier (un dispositif qui permet d'immobiliser le bras et le coude contre le corps). Cette chirurgie de l'épaule se faisait de plus en plus fréquemment en ambulatoire, et ce pour plusieurs raisons.

La première : permettre aux patients de rentrer chez eux dès le soir de l'opération. Soulagés par une analgésie suffisante, ils pouvaient retrouver leur domicile et récupérer tranquillement en profitant des petits plats du conjoint, du jardin et du chien arroseur de jantes.

La seconde : désengorger les services en faisant économiser à la Sécurité sociale une tarification journalière dans un service de chirurgie classique. Les lits libérés étaient préparés pour les patients suivants, ce qui permettait aux services d'ambulatoire d'augmenter leur activité. « Économie et rentabilité », tout le monde est content. Tout le monde, sauf ma patiente qui se retrouve alors au bout de la chaîne avec un sac banane autour de la taille :

« Comment ça, je ne serai pas remboursée ?... Ma mutuelle ? Je ne suis pas certaine qu'elle acceptera de prendre en charge ces soins si la Sécu ne les rembourse pas ! »

Je l'ai vue se tendre et se crisper. Assise en face d'elle, ma sacoche ouverte à ses pieds, j'ai préparé le matériel nécessaire à son soin. J'avais demandé à l'infirmière du service de chirurgie ambulatoire de rappeler à la dame que la surveillance et l'ablation du cathéter périnerveux n'étaient pas remboursées par la Sécu. (NGAP, actes hors nomenclature, facturation non remboursée, etc.) Elle avait dû oublier, mais je ne lui en voulais pas. On demandait aux soignants de ces services de traiter toujours plus de patients avec de moins en moins de lits. Elle avait dû avoir la tête ailleurs, mais ce matin, c'est ma patiente qui avait la tête des mauvais jours...

Le pansement de son épaule refait et la surveillance de son cathéter effectuée, nous nous sommes accordées sur un paiement par chèque au quatrième jour de soins avec dépôt différé à la banque, le temps de les laisser voir si les 63,55 € facturés avec « tact et mesure » (dixit la Sécu) pourraient être en partie pris en charge par leur mutuelle.

J'ai enfilé ma veste en cuir, mis ma mallette sur l'épaule et suis ressortie, devancée par le chien bien décidé à me raccompagner à ma voiture. En le regardant, langue pendue, heureux, je me suis fait la (désagréable) réflexion que ce ne serait pas la dernière fois que je me retrouverais à pester contre la CPAM et sa nomenclature aussi défaillante que la vessie de l'arroseur de jante qui a une nouvelle fois levé la patte contre la roue de ma voiture.

9

Se faire violence souvent, la subir parfois, en parler quelquefois

Mardi soir, au moment où tu prends le temps que tu n'as pas vraiment :

« Les phrases sont fortes, mais les mots sont encore plus forts, et par moments, le silence les bat tous les deux. »

[*Le Miroir de Cassandre,* Bernard Werber]

« Vraiment... Je veux dire, c'est pas facile, je sais. Mais ce n'est pas un mauvais bougre. Il a juste un problème avec l'alcool et comme il ne parle pas beaucoup, ça le rend très agressif... J'ai honte, si vous saviez, je suis tellement désolée... »

Elle était mince et pâle. Je ne disais rien, je la laissais me parler ; je la regardais se démener avec ses mots et surtout la peine qu'elle avait, de vivre avec un conjoint malade de trop d'alcool. Elle venait régler les soins de son mari pour que je n'aie pas à me déplacer à leur domicile. Mon collègue et moi avions dû arrêter les soins plus tôt que prévu. C'était la première fois que ça nous arrivait.

Il y avait eu des soins douloureux, que je recommençais chaque soir. Il y avait eu un patient qui ne disait rien, jamais rien ; ne répondait pas à mes sourires, à mes questions sur le temps, les enfants, le travail ou ses passe-temps. J'avais tout essayé pour l'entendre, mais il ne disait rien. La télé allumée et muette projetait des lumières sur les murs de cette maison. Il posait son bras sur la nappe cirée du salon et attendait que je termine le soin que je savais douloureux. Il regardait la télé sans un mot. Parfois, lorsque je sentais que le mouvement de ma pince allait lui faire mal, je le regardais discrètement. La plupart du temps, il continuait à fixer l'écran sans me prêter attention. Et puis un soir, en relevant les yeux vers les siens, je les ai vus se fixer sur moi. Son visage était aussi rouge que son regard était noir. J'ai vu sa main ouverte s'élever en l'air. Mes yeux se sont écarquillés avant de se refermer fort en attendant, dans un réflexe complètement con, que le coup tombe. Mon cœur s'est serré. J'ai eu peur, vraiment, qu'il m'en colle une. Et puis rien. Juste la menace du coup. La violence pour exprimer les maux. Ma peur de continuer à le soigner, lui qui ne disait pas un mot.

Je me suis relevée, il a fait de même. J'ai cherché à comprendre ce que j'avais fait de mal pour qu'il s'en prenne à moi. De sa bouche ne sont sortis que des mots, durs à entendre et qui sentaient l'alcool.

Je ne comprenais plus rien. Je n'ai pas pu terminer le soin, je lui ai dit que je ne reviendrais pas. En silence, il s'est rassis. Les images de la télé projetaient sur son visage des couleurs criardes. L'ombre chinoise de son corps, sur le mur derrière lui, était une boule de colère et de souffrance au milieu des photos de famille encadrées. Tristesse...

Ce n'était pas la première fois que j'étais confrontée à l'agressivité dans mon travail d'infirmière. Mais ce jour-là, en refermant la portière de ma voiture, la solitude a pesé bien lourd dans mon cœur de libérale. J'avais eu peur et je détestais ce sentiment qui ne devrait pas avoir de place dans ma pratique de soignante. Je n'ai pas à porter les corps en supportant les coups. Je n'ai pas à fermer les yeux quand j'ouvre mon cœur, à supporter la rancœur quand je soulage la douleur.

Mais s'il y a un sentiment qui ne me quitte jamais lorsque j'entre seule dans la maison d'un nouveau patient, c'est cette petite peur, peut-être irrationnelle, de ne jamais en sortir. Ce « pas de bol ! » dont on se dit qu'il n'arrive qu'aux autres : faire la mauvaise rencontre au mauvais moment, seule, sans collègue, enfermée entre les quatre murs d'une maison. Ce « pas de bol ! » qui aura coûté l'envie et parfois la vie à beaucoup de mes consœurs... Mais cette peur, je la refoule au plus profond de moi, par crainte qu'elle m'empêche d'exercer convenablement mon travail d'infirmière.

Cette peur de l'agression dans le soin, j'en ai pris conscience dès mes premiers contacts avec les patients que je soignais quand j'étais étudiante. Les services hospitaliers, les maisons de retraite et les maisons de particuliers me sont apparus comme des concentrés de vie, un microcosme avec ses bons côtés et ses travers. Naïve, j'aurais pu croire que mes soins ne seraient prodigués qu'à de gentilles personnes reconnaissantes, mais j'ai rapidement compris que notre profession n'était pas toujours respectée. Les insultes, les coups, les regards noirs m'ont mise face à l'humain et à son côté le plus sombre : la violence.

Dans un premier temps, c'est la démence qui m'a fait voir cette agressivité folle. Pendant notre formation à l'école d'infirmière, on nous apprend à déceler les signes de cette dégénérescence neurologique. On nous apprend à prendre en charge ces patients, à adapter nos soins, mais on ne nous apprend pas à gérer les coups qui nous font reculer, douter et parfois pleurer.

Comment aurais-je dû réagir, étudiante infirmière en première année, face à cette résidente de maison de retraite de quatre-vingt-dix ans qui me saluait à coups de « Salope ! Sale petite salope ! », l'air plus déterminé chaque fois que j'entrais dans sa chambre ? Je voyais sa maladie comme un carcan dans lequel elle était coincée, et je m'obstinais à ne pas lâcher du regard ses grands yeux clairs qui me disaient bien plus d'elle que les cris et les insultes qu'elle proférait. Ce jour-là, j'ai décidé que la violence de sa démence ne m'atteindrait pas. Il m'aura fallu du temps et de nombreuses esquives de crachats pour me faire accepter d'elle, et pour accepter sa violence et sa souffrance – pour comprendre que derrière ces yeux bleus, tout était différent.

Je pensais que la violence des patients se gérait, que temps, patience et recul suffisaient. Je pensais qu'il était plus aisé d'accepter la violence lorsqu'elle est pathologique, lorsqu'un syndrome l'explique. Mais ce n'est malheureusement pas toujours le cas.

La toilette de ce vieux patient que je rencontrais pour la première fois se passait pourtant bien. Les aides-soignantes m'avaient donné une paire de gants, des serviettes et une savonnette, me demandant d'aller dans « la chambre au fond du couloir à gauche, un monsieur très gentil, tu verras. Aide-le pour sa toilette. » C'est dans l'intimité de la salle de bains, porte fermée, que j'ai compris que son soin d'hygiène n'était qu'un prétexte à l'expression de la perversité de ce patient diagnostiqué « dément ».

Devant cette atteinte à ma pudeur, j'ai choisi de ne pas me taire ; je lui ai demandé de se reprendre et de bien vouloir se calmer. Il m'a répondu d'une façon déconcertante :

« J'y peux rien si tu m'fais bander ! »

Voilà. Il n'y pouvait rien. Il était malade.

Et dans un sens, c'était un peu ma faute, enfin, c'est ce que lui et sa démence semblaient vouloir me faire comprendre. Après ce soin, je me suis réfugiée dans les toilettes du personnel et j'ai pleuré – de colère contre ce patient, contre moi et ce que je n'avais pas vu venir, contre les soignants qui ne m'avaient pas prévenue et m'avaient simplement répondu « Oh bah, il faut le remettre à sa place, c'est tout ! » lorsque je leur avais tout raconté… Comme si c'était normal, banal. Je me suis demandé si c'était la démence ou si c'était lui, et s'il avait conscience de ce qu'il faisait. Je me suis posé beaucoup de questions et puis j'ai arrêté de pleurer car parfois, il n'y a aucune autre réponse que les larmes de colère. Et ça, on ne nous apprend pas à le gérer en école d'infirmière.

Parfois, la violence est ailleurs, plus profondément ancrée peut-être. En stage infirmier en psychiatrie, dans une unité où les patients n'étaient pas encore équilibrés par les traitements, on m'avait mise en garde contre certains d'entre eux : « Lui, tu l'approches pas, tu ne lui parles pas, tu ne restes jamais seule dans une pièce avec lui et tu ne lui tournes jamais le dos ! » Premier jour de stage, mise dans le bain direct. Ce stage s'est finalement bien passé, les recommandations que l'on m'avait données y étant certainement pour quelque chose.

Lors de mon stage suivant, c'est un magnétoscope pris en pleine tête et un plaquage digne du XV de France qui m'ont fait prendre conscience que la violence pouvait être très soudaine, en plus d'être brutale. Elle avait quinze ans, faisait 100 kilos. J'allais terminer mon stage le lendemain après un mois dans ce service de pédopsychiatrie, et c'était sa façon à elle de me signifier son sentiment d'abandon. C'était violent. Mais pour des enfants psychotiques, élevés dans des repaires de carence et de violence, c'est une norme. Une norme qui fait mal à la tête et qui se termine bien souvent par des bleus pour l'étudiante et une intramusculaire dans le fessier pour la lanceuse de matériel HI-FI.

La violence exprime différents sentiments. Elle va parfois au-delà de l'agressivité : c'est un moyen d'expression.

Ce vieux patient de maison de retraite en fin de vie était atteint de forts troubles neurologiques et souffrait d'un encombrement des voies respiratoires. J'étais étudiante en deuxième année, et malgré tous mes bons soins, mon patient refusait d'ouvrir la bouche pour se laisser aspirer. Il mordait la sonde, il repoussait ma main en m'agrippant violemment le poignet et en plongeant son regard noir dans mes yeux. Il ne pouvait plus parler, mais ce regard en disait long sur sa colère. Je devais être longue à réaliser le soin car la kiné est entrée et a dit : « Bon alors tu l'as aspiré ? » Je lui ai expliqué la mâchoire serrée, la main qui refuse, le regard qui accuse… Mais pour toute réponse, je n'ai eu qu'un :

« Tiens-lui les mains, je vais l'aspirer ! »

Je l'ai vue sortir de sa poche une canule de Guedel (une longue canule trouée en son centre, qu'on met aux patients inconscients pour éviter qu'ils s'étouffent avec leur langue). J'ai compris qu'elle comptait insérer cette canule au fond de la bouche de mon patient pour le forcer à maintenir ses mâchoires écartées et pouvoir l'aspirer… La kiné, passablement agacée, était penchée sur le patient, essayant de forcer ses mâchoires pour lui ouvrir la bouche. Le vieux monsieur la fixait droit dans les yeux et il tentait de dégager ses mains des miennes… Et d'un coup, son regard de colère désespérée s'est plongé dans le mien.

À cet instant, qui a duré une seconde interminable, j'ai compris que la violence n'était plus du côté que l'on croyait. J'ai pris conscience que je n'étais plus seulement spectatrice mais actrice de cette violence qui était de la maltraitance. Je me suis vue relâcher les mains de mon patient et poser la mienne sur celle de la kiné. Le regard furieux qu'elle posait à présent sur moi m'indiquait que je venais de dépasser les limites que mon statut d'étudiante m'imposait. À son « Enlève ta main ! », j'ai répondu :

« Je vais vous demander de sortir. Je vais m'en occuper... »

La voix posée, mon regard doux mais déterminé bien fixé dans le sien, j'invitais, la peur au ventre, cette professionnelle à cesser sa maltraitance. La kiné a baissé les yeux puis a jeté la Guedel sur le plateau de soin et est sortie furax de la chambre. Le patient avait suivi toute la scène et je n'osais imaginer quel traumatisme il venait de vivre...

Dix minutes plus tard, moyennant négociation, douceur et patience, je sortais de la chambre en ayant réussi mon soin. Sans canule de Guedel, sans contrainte, sans violence, avec une fierté teintée de peur d'avoir osé m'insurger contre cette professionnelle et la certitude que mon bilan de stage en pâtirait.

La violence n'est pas toujours physique, et elle est loin d'être spectaculaire. Parfois la violence est verbale, intimidation, oppression.

En tant que professionnels de santé, nous nous trouvons confrontés à l'humain dans toutes ses dimensions, dans toute son intensité. Nous sommes les témoins des plus belles joies et parfois des pires violences. Les professionnels de santé sont quelquefois les uniques interlocuteurs d'une colère, le seul moyen d'expression d'une violence latente qui, malgré tous les efforts pour la faire s'essouffler, s'exprimera parfois verbalement, parfois physiquement et avec toutes les conséquences gravissimes que cela entraîne. On en parle peu, alors que les infirmières subissent un acte de violence toutes les trente minutes en France. Je n'ose imaginer quels seraient les chiffres si on prenait en compte les actes non déclarés et ceux concernant tous les professionnels de santé.

Quand on a été agressé, molesté, injurié, il n'est pas toujours simple de retourner vers l'humain, de le soigner à nouveau. Certains d'entre nous ont déjà fait le choix de ne plus soigner, au risque de se perdre un peu eux-mêmes. Il y a des jours où l'on comprend que c'est notre foi dans l'homme et dans ce qu'il a de plus beau, que c'est cette naïveté d'étudiante qu'il faut rechercher pour retrouver ce qui nous a fait choisir ce métier. Soigner ceux qui nous attendent et soulager celui qui n'a pas conscience que, parfois, les soignants sont simplement des humains.

Je garde en tête les agressions qu'ont subies mes consœurs libérales ces derniers mois : détériorations de biens, violences physiques, meurtre… Et je ne parle pas des violences subies dans les services de soins : autant de coups portés au dévouement des soignants.

Les yeux bleu clair levés vers moi étaient cernés. Je sentais la femme de mon ex-patient fatiguée et sincère lorsqu'elle me disait combien elle était désolée. Je l'écoutais sans rien dire parce que je sentais qu'elle avait simplement besoin d'être écoutée. Et puis elle a eu ces trois mots :

« Je m'excuse. »

Trois petits mots qui n'avaient l'air de rien. Je l'ai fixée plus intensément et elle a baissé les yeux. Peut-être avait-elle senti que ces quelques mots m'avaient bouleversée et que mon regard avait changé. Celle que j'avais en face de moi n'était plus la femme de celui que j'avais soigné. Je n'étais plus l'infirmière qui avait pris soin de celui pour lequel elle s'excusait : la discussion allait au-delà du soin. Volontairement, et parce que je sentais qu'elle en avait besoin, je lui ai dit ce que je pensais, avec une sincérité qui n'avait plus rien à voir avec une supposée bienveillance boutonnée dans une blouse blanche :

« Votre mari est alcoolique et je n'ose imaginer ce que vous vivez ou ce par quoi vous êtes en train de passer... Enfin si, j'en ai bien une idée malheureusement. J'ai grandi avec un père malade de l'alcool. »

La femme a relevé les yeux vers moi. D'une voix douce et posée, j'ai continué :

« Je connais trop bien les répercussions que cela peut avoir sur une famille. Mais s'il y a une chose que j'ai apprise sur celui qui consomme l'alcool, c'est qu'on ne peut en aucun cas s'excuser à sa place. Son alcoolisme, même s'il se répercute de façon tragique sur son entourage, ne concerne que lui. Vous pouvez être désolée pour votre mari, mais ne vous excusez pas pour lui, parce que ce n'est pas à vous de le faire… »

Ce n'était pas la première fois que je me retrouvais dans une situation de soin qui dépassait le simple usage des pinces et des aiguilles. Quelques mois plus tôt, j'étais dans la salle à manger d'une patiente où une question toute simple m'avait fait enlever une nouvelle fois ma blouse blanche (mentalement, mais pas que) :

« À quoi ça ressemble un 90 B ?…

— À ça ! »

Je me suis redressée en bombant le torse. Deux petites formes se dessinaient sous le graphisme de mon tee-shirt (un corbeau perché sur un crâne avec une rose rouge dans le bec : rock & roll !). La quadra venait de se faire opérer des seins et elle avait demandé au chirurgien de la soulager d'un 100 D qui la complexait depuis sa dernière grossesse. À la vue de ma poitrine, un large sourire a envahi son visage.

Elle en avait plein le dos depuis trop longtemps et était pressée de découvrir son nouveau corps. Mais les cicatrices étaient boursouflées, la poitrine encore durcie par l'œdème ne ressemblait pas vraiment à ce qu'elle avait souhaité. Je sentais son inquiétude de ne pas percevoir sa nouvelle morphologie, alors je me suis redressée.

Nous avons parlé fringues, nous avons discuté complexes et dentelles. Je lui ai dit que sa poitrine allait être magnifique et nous avons souri en pensant à l'importance du contexte pour dire ce genre de choses. Les pansements que je lui faisais se déroulaient depuis le début dans une angoisse mêlée de gêne, jusqu'à ce moment : jusqu'au moment où elle avait pu regarder mon tee-shirt, imaginer les petites formes qui se dessinaient à travers en se disant qu'un jour elle aurait les mêmes…

J'ai longtemps pensé que pour être infirmière, il fallait écouter l'autre. L'écouter se plaindre, l'écouter pleurer, l'écouter geindre, gueuler ou chouiner.

Et puis un jour où j'étais étudiante infirmière en stage dans un lycée, une toute jeune femme m'a dit : « Mais vous, vous feriez quoi à ma place ? »

Une boule a bloqué net ma respiration pour s'encastrer au plus profond de moi comme pour faire remonter ce que je m'efforçais d'oublier. C'était comme si mon passé était revenu me tacler l'arrière du crâne, comme si je me voyais en face de moi-même. En face de celle que j'avais été…

Son tout petit corps d'ado tressautait sous les larmes. Assise au bord du lit de l'infirmerie, elle pleurait tout ce qu'elle pouvait. La jeune fille formait une masse fragile que j'avais envie de protéger dans une boîte pleine de coton. Ses deux jambes fines étaient enserrées dans un épais collant rayé de noir et de blanc. Les coudes en appui sur ses genoux, elle noyait ses mains dans une masse de cheveux longs ondulés pour cacher ce visage que je connaissais trop bien. J'ai gardé le silence et je suis sortie lui chercher un verre d'eau.

C'est tout ce que j'étais capable de faire à ce moment-là. L'infirmière scolaire m'a simplement dit : « Elle pleure encore son petit copain ? » J'ai relevé les épaules faisant mine de ne pas comprendre ce qu'elle avait et elle m'a donné une boîte de mouchoirs en papier. Je suis retournée dans la pièce assombrie par le volet à moitié fermé. Appuyée contre le mur, j'ai pris une grande inspiration et je lui ai dit ce que j'aurais aimé entendre des millions de fois :

« Ce que je ferais si j'étais à ta place ?… Je vais te dire ce que j'ai fait, moi… J'ai décidé que ce qui s'était passé ne serait plus le centre de ma vie. Que ce ne serait plus ce qui me déterminerait moi, ou qui déciderait de quand je dois être heureuse ou malheureuse. Je voudrais te dire que ça va aller et que tout ira toujours bien. Mais tu es intelligente et tu sais déjà que ça n'arrivera jamais. Qu'il y aura des moments difficiles où l'envie de tout plaquer se fera ressentir. Des moments de crises de larmes à t'en décrocher le cœur. La gerbe et les regards évités dans le miroir parce que ton visage est comme recouvert par cette énorme cicatrice de lettres marquées au fer rouge que tout le monde semble remarquer malgré tes efforts pour la dissimuler : VIOLÉE. »

Elle a relevé les yeux vers moi, et j'ai continué.

« Il y a des moments où je rechute, parce que cette cicatrice, je la vois encore de temps en temps même si je m'efforce d'y mettre du fond de teint et de la bonne humeur, même si j'essaie de me persuader que je peux être tout aussi jolie sans… Cette histoire fait partie de toi, tu n'as pas le choix. Le seul choix que tu as, c'est une obligation en fait : celle de ne pas la laisser te détruire. Parce que tu es bien plus forte que tout ça. Fais-toi confiance… »

Elle s'est essuyé le nez avec le revers de son sweat à capuche trop grand pour elle. Elle m'a regardée comme personne ne m'avait encore regardée : les yeux de celle qui se regarde elle-même. Flippant. Elle a baissé le regard vers ses chaussures en triturant ses ongles courts au vernis noir écaillé. Elle m'a demandé comment je le vivais. Je lui ai répondu que je le vivais, tout simplement, que ça allait la plupart du temps et que demain ça irait encore mieux, parce que ce n'était plus ce qui me déterminait maintenant.

J'aimerais dire que ces mots l'ont soulagée ; qu'ils l'auront sauvée de tout ce par quoi je suis passée. J'aimerais me dire qu'il suffit de poser des mots pour permettre à l'autre d'aller mieux, mais on sait tous que c'est insuffisant. Ce que j'ai compris ce jour-là, c'est que partager un peu de soi peut parfois permettre à l'autre de se rattraper à quelque chose quand il se pense seul et perdu au fond d'un gouffre. Un peu comme une échelle de corde qu'on laisserait à côté de lui pour le jour où il se déciderait à sortir de son trou noir…

Je peux parler violence sexuelle comme je peux parler poitrine et dentelles. Je peux parler alcoolisme d'un père comme je peux parler tatouage en montrant les miens ou enfants en regardant les photos des leurs. Je peux parler coiffure, musique, chats, espoir ou désespoir, mutuelle et prévoyance, compote pour bébé, IVG ou 90 B. La vie de l'autre est toujours sécante avec la nôtre.

Alors bien sûr, parler de soi, ce n'est pas toujours parler de choses intimes et graves et certains diront que c'est hors contexte dans le cadre du soin, parce que le partage d'histoire dépasse l'empathie. Mais je connais trop le pouvoir des mots pour ne pas l'utiliser quand je sens l'autre sombrer et je me fais confiance pour capter ce moment magique et important qui se joue entre deux personnes qui partagent beaucoup plus qu'un soin.

J'ai raccompagné la dame jusqu'à la sortie de mon cabinet. Elle m'a serré la main, la sienne était glacée, et elle m'a remerciée, deux fois, avec ces secondes de silence entre chaque merci qui font sentir combien elle était soulagée de ne pas avoir été jugée…

Cinquième jour : mercredi

10

Entre petits bonheurs et grands malheurs, on a parfois des haut-le-cœur

Mercredi, en tout début de matinée, à l'heure où tu voudrais arrêter le temps et revenir en arrière juste un instant :

« L'important, ce n'est pas comment se dire au revoir quand on sait qu'on ne se dira plus bonjour, c'est de s'être dit bonjour comme si on ne voulait plus se dire au revoir. »

[Moi à une patiente dans son ambulance avant son entrée en soins palliatifs]

« ... Il vient de partir. Les ambulanciers l'ont emmené il y a seulement deux minutes... »

Deux minutes. P..., deux pauvres minutes...

Deux minutes plus tôt et j'aurais pu te prendre la main, j'aurais pu te dire, je ne sais pas moi... Je ne sais pas vraiment ce que j'aurais pu te dire comme belles choses, mais j'aurais essayé de trouver, c'est sûr, même si je n'ai jamais trop su ce qu'il fallait dire à quelqu'un qui part mourir ailleurs.

C'est ta femme qui a appelé. J'ai décroché alors que j'étais en soin. Tu sais, toi, que je ne le fais jamais normalement, mais j'ai reconnu ton numéro sur l'écran de mon téléphone. J'ai tout de suite compris que le médecin était passé te voir, qu'il fallait que je fasse vite. Elle me disait que les ambulanciers allaient arriver…

Mon cœur a sursauté ; je connais ce bond, c'est lui qui me dit qu'un truc est en train de se jouer et qu'il faut écouter son instinct. Mais j'étais chez une patiente dont le cœur ne sursautait plus beaucoup pour les autres et qui n'a pas voulu entendre qu'il y avait urgence. Ce n'est pas mon genre de presser les gens que je soigne, tu sais, mais elle, elle n'a rien voulu entendre.

Deux minutes. Deux minutes plus tôt, j'aurais pu te regarder pour la dernière fois, te dire « Au revoir » de façon un peu gauche, d'une voix qui pue l'adieu. J'aurais été gênée et toi, tu m'aurais peut-être souri. Je t'aurais bordé sur ton brancard dans le drap blanc qui empeste le désinfectant. Mais il y a eu un tracteur sur la route que je ne pouvais pas doubler, qui m'a obligée à ralentir alors que je roulais un peu trop vite. J'ai eu l'impression que la vie refusait que je te dise au revoir. Je me suis garée devant chez toi ; l'ambulance avait fait de larges sillons dans les gravillons de la cour avant de partir, et toi avec elle.

Je me tenais au milieu du salon. Ta femme était assise sur une chaise posée au milieu d'un grand espace vide ; pour faire passer ton brancard, ils avaient poussé les meubles contre le grand meuble du fond, celui avec les photos de toute ta famille. Elle se tenait les doigts nerveusement en triturant un petit mouchoir blanc à carreaux rouges. Il y avait une larme au coin de son œil, tu sais celui qui pleure toujours, mais je n'ai pas pu m'empêcher de me dire que ton départ avait dû en faire couler une deuxième. Elle était épuisée, ta femme. Depuis plusieurs semaines, elle gardait l'espoir, pensait que tu tiendrais le coup mais c'était devenu tellement, tellement difficile pour elle, surtout la nuit. Toi, tu étais tellement bien chez toi, avec tes bibelots, ton chat et le frottement des chaussons de ta femme quand elle approchait : ça te donnait toujours le sourire. Jusqu'à la veille, où on ne le voyait plus vraiment. C'est en voyant apparaître sur ton visage cette espèce de masque de cire un peu gris que j'avais alerté le médecin ; je l'avais trop vu dans le service de soins palliatifs où je travaillais avant. Tu avais franchi l'étape du jour au lendemain, l'étape qui fait passer dans la catégorie que j'appelle « les éclairés » : toujours vivants, pas encore morts, mais très au clair sur le fait que leur existence touche à sa fin.

La mort, on en parlait de plus en plus, de la tienne surtout :

« Comment ça se passe après, quand on meurt ?

— Je n'en sais fichtre rien, il faudrait que je sois morte pour te répondre mais du coup je ne serais plus là pour m'occuper de toi. Mourir, c'est typiquement l'étape qu'on est obligé de découvrir seul. Il y a bien une prétendue histoire de tunnel avec une lumière au bout et quelqu'un qui t'attendrait mais... »

Je t'avais dit qu'il y aurait peut-être une nana canon qui te tendrait la main, on avait rigolé et tu m'avais répondu :

« Alors je veux qu'elle te ressemble, avec une paire d'ailes en plus ! »

Et puis, j'ai commencé à sentir l'angoisse ponctuer tes propos. Tu voulais rester chez toi, tu voulais partir, mais tu voulais revenir aussi. C'est souvent comme ça, en fin de vie : les patients veulent partir à l'hôpital parce qu'ils sont fatigués, et puis ils se disent qu'ils préfèrent mourir dans leurs draps, et puis ils changent à nouveau d'avis parce qu'ils sont tellement épuisés et perturbés qu'ils ne savent plus vraiment. Tu t'inquiétais beaucoup, et qui aurait pu t'en vouloir : « Quatre-vingt-deux ans, ça passe beaucoup trop vite ! »

D'un coup, j'ai senti dans ta voix le regret des actes manqués, des rendez-vous loupés, des choses que tu avais eu la flemme de faire souvent et des fois où tu t'étais dit : « On verra plus tard ! » Alors je t'ai demandé de me parler de tes premières fois : ta première cuite (à douze ans), ton premier baiser (à la sortie de l'école), tes premières billes (celles que tu gagnais avant de les perdre par le trou de ta poche), ta première bagarre (un type qui avait insulté ton père), la première fois que tu avais enlacé une femme…

La fatigue t'a laissé esquisser un sourire, tes yeux se sont mis à briller et les miens se sont brouillés. Les jours suivants, on ne pouvait plus beaucoup parler. Ta bouche était ouverte mais seul un râle en sortait. Je continuais à te parler de la vie pour t'y rattacher encore un peu ; les narcisses en fleur devant ta fenêtre, le soleil qui irradiait ta chambre, les gants d'eau chaude sur ton front, mes mains dans les tiennes et sur ta peau pour rappeler à ton corps que tu étais encore là…

Ta femme a levé les yeux vers moi : « Le médecin est venu pour le faire hospitaliser. Mais il a dit qu'il n'y aurait pas de place dans le service avant demain, alors il va aller aux urgences en attendant… »

Sur un brancard. Tu allais mourir sur un brancard. J'étais en colère. Profondément en colère.

J'ai tourné la tête vers la fenêtre pour qu'elle ne le remarque pas. J'ai vu tes fleurs dehors... Comment peut-on laisser une existence aussi longue et chouette se terminer sur un brancard au milieu de soignants qui ne te connaissent pas, loin de ton chat, ta femme, ses chaussons, le soleil et tes narcisses ?

J'ai entendu renifler. Les larmes avaient envahi ses deux yeux :

« Le médecin a dit que ça aurait été mieux que je le laisse en convalescence là-bas comme il me l'avait conseillé... Il voulait le laisser là-bas, c'est moi qui ai insisté pour qu'il rentre... J'aurais pas dû... »

Elle a essuyé son nez et ses yeux avec son mouchoir tout chiffonné. Ma colère est devenue rage. Mais merde à la fin ! C'est quoi ces propos de médecin ? Et quand bien même tu aurais dû rester dans ton centre de convalescence, le fait est que tu en étais sorti et que tu étais heureux chez toi. À quoi ça servait de rajouter une couche de culpabilité dans le cœur de cette femme pour qu'elle se sente responsable de la façon dont tu avais terminé ta vie ? Je me suis assise devant elle, ses larmes et ce sentiment dégueulasse et j'ai rompu la promesse que je t'avais faite : « Tout ce qui se dit ici reste dans cette chambre. » Je lui ai parlé de toutes les belles choses que tu m'avais confiées sur ta vie, sur toi, sur elle, ces confidences en or que tu aurais gardées pour toi si tu n'étais pas rentré chez vous. Je lui ai raconté ce que tu m'avais dit sur tes premières fois, surtout sur la première femme que tu avais enlacée, et qui se tenait devant moi.

Elle m'a remerciée : un tout petit merci pudique qui ce matin-là a occupé une place immense dans mon cœur de soignante. Sans doute les deux minutes qui m'avaient éloignée de toi étaient-elles faites pour me rapprocher d'elle…

Garée à l'arrache sur le trottoir, j'ai soufflé à fond trois fois derrière mon volant pour chasser le souvenir triste de cet au revoir raté de peu, il y avait tout juste un mois. Je n'avais pas encore digéré ces deux minutes. Hors de question que ce soit la même chose avec toi… Je suis vite sortie de ma voiture pour sonner à l'imposante porte en bois. Dans le froid, j'attendais que l'on vienne m'ouvrir en essayant de me détendre. Ne pas inquiéter les autres, même quand je suis moi-même inquiète. C'est un homme qui a ouvert la porte : « Oui, bonjour, excusez-moi de sonner chez vous aussi tôt mais je devais intervenir ce matin chez votre amie et elle ne répond pas. Ni à la sonnette, ni sur son fixe ou son portable. Les volets sont fermés… Je sais que vous avez une clé. Je ne cherche pas à vous inquiéter mais si vous pouviez me la donner, ça me permettrait de m'assurer qu'elle va bien… »

Les traits de son visage se sont tirés et j'ai vu naître derrière son sourire accueillant l'angoisse, le scénario du pire pour sa vieille amie. Il a sorti la clé du tiroir de son bureau parfaitement ciré. Je ne me suis pas attardée et je l'ai laissé là avec son sourire effacé.

« *Me fais pas ça, me fais pas ça, s'il te plaît, pas toi…* »

Je suis remontée dans ma voiture pour me rendre au plus vite de l'autre côté du bourg. Tombée, inconsciente, morte… Endormie. Oui « endormie », c'est bien ça, « endormie ». Même si tu es une lève-tôt, dis-moi que tu dors encore. Mon ventre s'est serré… Stoppée au carrefour, j'ai laissé passer le tracteur qui me bloquait et j'ai passé la première.

Sur le trajet, j'analysais la situation avec toute l'ambivalence d'une bête à deux cerveaux. Celui de l'infirmière qui connaît l'état de santé de sa patiente, sait combien elle peut être mal en ce moment, sait que cette porte n'est jamais fermée en temps normal et qu'elle n'a jamais loupé un rendez-vous ; la soignante, qui sait trop bien que ce genre de situation arrive et pas qu'aux autres, et que parfois, les patients ne se réveillent plus derrière leurs volets fermés.

En regardant dans mon rétroviseur, j'ai croisé le même regard inquiet que celui du vieil homme que je venais de quitter. Dans mes yeux, je voyais l'amitié qui un jour avait pris le pas sur les soins ; les cotons imbibés d'alcool, les garrots, les plaies et les mots susurrés entre nous comme des confidences qui n'avaient rien de médical. La frontière entre ma bienveillance professionnelle et cette amitié que j'avais pour elle était devenue aussi fine que la peau de sa main sur laquelle je m'évertuais à chercher une veine... Pour elle, j'avais allumé mon cerveau d'amie.

« *J'aurais dû intervenir plus tôt... J'aurais pu le faire vingt minutes plus tôt... J'aurais dû, pourquoi je ne l'ai pas fait... ?* »

J'ai arrêté ma voiture le plus près possible ; anticipant le pire, j'ai pris ma mallette de soins, mon appareil à tension, mon saturomètre et le reliquat d'optimisme que ma boule de stress n'avait pas encore avalé. Sur ta porte, il y avait encore le post-it sur lequel j'avais noté « Je repasse tout à l'heure ! » avec ce point d'exclamation joyeux que tu aurais eu plaisir à découvrir en m'ouvrant ta porte d'entrée. Mais aux deux coups de sonnette, tu n'as pas répondu. J'ai décollé le post-it et l'ai roulé dans ma poche en espérant que je ne retomberais pas dessus avec tristesse ce soir en me déshabillant... J'ai inséré la clé dans ta serrure, dans le mauvais sens d'abord. J'ai pensé à toi qui m'avais dit : « Mais pourquoi quand on ouvre une boîte de médicaments, il y a toujours la notice ? C'est comme avec les tartines beurrées, ça ne tombe jamais du bon côté ! C'est casse-pieds ! »

C'est casse-pieds oui ; et ce matin, moi, j'avais le cœur qui sautait et qui se serrait devant la porte qui s'ouvrait enfin.

Tout était sombre et silencieux. Pas de radio grésillant les émissions de France Inter dans toute la maison ; la baie vitrée n'était pas ouverte, on n'entendait pas les mésanges se battre pour manger les petits bouts de pain que tu n'avais pas déposés au sol. Le salon était éteint, on y voyait à peine. La cuisine ne sentait pas le pain que tu faisais toujours griller avant mon arrivée et la cafetière ne déversait pas le café que tu n'avais pas non plus programmé la veille...

Je t'ai appelée.

Pas de réponse.

J'ai fait le tour des pièces du bas en t'appelant.

Pas de réponse.

J'ai posé ma mallette et mon sac à main, agrippé la rampe froide de l'escalier de bois qui mène à l'étage où se trouvait ta chambre. En haut de l'escalier, une fenêtre saturait l'étage d'une lumière pleine de nuages. J'ai posé mon pied en faisant grincer la première marche. Et alors que, le cœur lourd et la tête pleine et vide en même temps, je m'apprêtais à découvrir ce que j'appréhendais le plus, j'ai entendu un bruit : le plus beau bruit de chasse d'eau que j'aie jamais entendu.

Je t'ai appelée à nouveau et tu es enfin apparue, tout en haut de l'escalier. Comme une ombre chinoise devant la fenêtre, je te devinais emmitouflée dans la robe de chambre informe que tu aimes tant. J'ai poussé un soupir qui aurait pu chasser la totalité des nuages qui se trouvaient derrière toi…

Une grosse panne de réveil, un rendez-vous oublié, les excuses sincères d'une patiente la tête dans les nuages et le cœur d'une soignante qui avait encore sursauté pour rien. Je sais qu'un jour le sien s'arrêtera pour de bon, un jour je monterai son escalier sans entendre sa voix désolée… Un jour, je m'en voudrai d'avoir laissé mon cœur s'ouvrir à celle que j'ai soignée. Un jour. Mais pour l'instant, je prends un café. Simplement un café avec elle, France Inter et les mésanges qui attendent les restes de pain grillé beurré.

11

Le cœur bien accroché

Mercredi midi, quand le ventre se creuse et que la bouteille peine à se remplir de sang :

« Bah alors, ça pisse plus ?! »

[La peu patiente épouse d'un patient]

« On dirait que non... »

Dépitée, je tenais dans ma main la bouteille censée contenir le sang de ce patient que j'avais comme consigne de saigner. Oui oui, « saigner », comme à la Renaissance. Sauf que le roi était un patient âgé au capital veineux inexistant et qu'à défaut de cornette sur la tête, j'avais l'impression d'être la bouffonne à grelots prête à tout pour épater la galerie sans éclater la veine grosse comme un spaghetti.

Je devais coûte que coûte le soulager d'une quantité suffisante de sang pour répondre à la prescription médicale : 200 millilitres à récupérer par le biais d'un très gros cathéter et d'une tubulure branchée à une bouteille sous vide. Sauf qu'après quinze minutes de saignée, le sang avait arrêté de couler et il n'y avait que le tiers de la quantité demandée. Bordel, et moi qui pensais rentrer vite chez moi pour déjeuner…

Pour éviter que mon unique set à phlébotomie ne coagule, j'ai dû tout débrancher pour le perfuser à nouveau. J'ai clampé la bouteille sous vide, démonté le système de perfusion et, munie de mon gros cathéter, je me suis mise à chercher une veine du bout de l'index. Le garrot serré faisait couler du sang de l'ancien trou. De mon doigt ganté, je cherchais de quoi satisfaire l'appétit du médecin prescripteur… J'ai planté le cathéter dans sa veine : rien. J'ai décalé l'angle de mon aiguille de quelques millimètres vers la droite, je l'ai enfoncée à nouveau. Rien. J'ai retiré doucement le cathéter en le décalant de quelques degrés vers la gauche, *yes* ! Le sang coulait comme une fontaine miraculeuse ! J'ai rebranché le dispositif et me suis accroupie contre le mur de la chambre, tout près du lit et de mon patient, en enlevant mes gants tachés de son sang.

Des veines capricieuses qu'on pique encore et toujours, du sang, des compresses sales et imbibées de sang… Je me suis rappelé la fois où j'avais réalisé ce soin pour la première fois. Toute fière, je m'étais empressée d'en parler à une amie non soignante qui m'avait répondu : « Je ne sais pas comment tu fais ! » avec une moue dégoûtée. Et encore, je ne lui avais pas tout raconté. Parce qu'entre les cavités dans les endroits improbables du corps humain qu'il faut mécher, les escarres qui coulent, les plaies qui s'infectent et qu'il faut gratter et drainer, j'avais souvent de quoi animer les conversations avec des anecdotes plus ou moins ragoûtantes qui donnaient parfois envie aux non-soignants de recracher leur guacamole, même fait maison.

Et puis, bien calée contre l'armoire de mon patient pour regarder le sang noir et chaud remplir la bouteille que j'avais entre les mains, je me suis rappelé d'autres patients pour lesquels j'avais accompli ces soins. L'un des pires souvenirs, alors que j'étais étudiante, m'avait bien aidée, quelques années plus tard, à affronter la paire de fesses d'un adolescent.

« Bon et sinon, ils annoncent quoi comme temps pour cet après-midi ? »

En relevant la tête, j'ai vu le ciel magnifiquement bleu dans lequel aucun nuage ne flottait. De toute évidence, il allait faire beau, comme la veille, comme le jour d'avant et comme le jour suivant. Qu'est-ce qui m'avait pris de lui poser cette question ? Étais-je à ce point gênée que j'en étais rendue à m'intéresser pour de faux au temps et à son potentiel changement ?

Le jeune homme tétraplégique était allongé sur le côté, me tournant le dos. Je voyais ses mains en partie paralysées tenter tant bien que mal d'ouvrir l'application météo sur son téléphone. J'ai levé les yeux au plafond en maudissant mon manque d'imagination… La météo, j'te jure. Comme si je n'avais pas eu le temps de débriefer le sujet tout au long de ma tournée du matin. Tous les jours je parlais de la météo avec mes patients ! La redondance des « Alors ils annoncent quel temps aujourd'hui ? » m'a rendue experte en la matière, comme sur d'autres sujets :

Top 6 des sujets de conversation sur lesquels une infirmière est incollable

30 Millions d'amis	Je suis capable de déterminer la race exacte du mini-chien de la patiente ou de deviner l'origine du croisement de l'opulent canidé mi-phoque mi-labrador qui m'accueille au portail.
Nécro(logie)	Je suis au courant avant le courrier local de qui est mort (merci les potins !) et je suis même capable de dire qui est bientôt mort (pas merci les potins…).

Tu veux savoir si tu seras encore malade demain ? Envoie « MALADE » au 8 tousse-tousse	Je peux estimer la durée et l'étendue des épidémies hivernales en me basant sur le nombre de fois où on m'a serré la main en me disant « Je suis malade, j'ai la gastro » et où on m'a toussé au visage.
Top Chef	Je peux deviner le repas du midi rien qu'à l'odeur se dégageant de la cuisine et en même temps pronostiquer un taux record de glycémie en apercevant les assiettes à dessert.
Allô docteurs	Je connais par cœur les antécédents médicaux de mes patients et même ceux de leur femme et du beau-frère de la voisine que je ne connais pas.
Évelyne Dhéliat en brune	Je connais les cycles lunaires qui gênent le sommeil et les changements de météo qui causent des douleurs dans les os.

Mais la météo, c'est vraiment mon domaine. Mon dada, mon moyen de lancer la conversation, de briser la glace quand il fait chaud dans la pièce.

Je suis la « Madame Météo » des soins infirmiers : la Évelyne Dhéliat du libéral, le brushing blondissant et trop parfait en moins…

« Du soleil, ils annoncent du soleil… On va crever de chaud.

— Et tu vas avoir le droit de porter ces maaaagnifiques bas de contention qui te vont si bien et qui te galbent si joliment la jambe ! »

Pour être honnête, je me fichais bien qu'il fasse beau, moche ou qu'ils annoncent la pire chute de neige depuis la prise de la Bastille. Je parlais du temps pour passer le temps, c'était différent. C'était une pauvre excuse pour éviter le silence gênant dans lequel résonnaient le claquement du gant de latex, le bruit du tube de vaseline qu'on repose, des vents qui n'avaient rien de météorologique, évacués grâce à l'insertion de mon index expert. Beaucoup moins cool que les tailleurs colorés d'Évelyne Dhéliat.

S'il est un soin qui n'enchante guère les infirmières et leurs patients, et qui remue les tabous au point de créer une gêne également partagée entre les deux parties, le grand champion est bien : « l'évacuation manuelle des selles ».

La première fois que j'ai été confrontée à ce soin, j'étais étudiante infirmière en deuxième année. Ma référente m'avait donné sans trop m'informer du « pourquoi du comment de ce soin » le kit parfait pour un transit qui ne l'était plus et me montrait, d'un doigt un poil autoritaire, la direction de la chambre dans laquelle m'attendait le patient constipé. Tenant à deux mains mon mini-plateau de soins en métal, j'avançais, inquiète et toutes baskets couinantes, vers la chambre au bout du couloir…

Je n'avais pas osé dire à l'infirmière en chef que je n'avais pas vraiment compris ce que je devais faire : « Tu vas réaliser une évacuation manuelle des selles, prends ton plateau, c'est là-bas. » Le genre de transmission qui te met dans le bain direct ou qui te maintient la tête sous l'eau, question de point de vue.

Il est important d'expliquer que, à l'instar de « Comment gérer un patient en fin de vie en train de mourir sous vos yeux ? » ou « Comment se retenir de pisser pendant huit heures sans se cathétériser l'urètre ? », l'extraction manuelle des selles faisait partie des sujets probablement perdus dans les méandres des couloirs des instituts en soins infirmiers et qui n'étaient jamais abordés durant la formation. C'est dommage car s'il est un soin *vraiment* complet, qui requiert doigté et beaucoup de relationnel, c'est bien celui-là.

Mais voilà, pas de formation, pas d'information, un acte technique à la *one again* que tu fais en espérant que le patient ne comprendra pas que tu es en train de découvrir, d'apprendre en soignant et avec la dextérité tout approximative d'une gosse de deux ans qui joue au Docteur Maboul. Je n'aimais pas utiliser les patients comme manuels d'apprentissage, mais parfois, pas le choix, j'allais devoir me former auprès d'un Wiki-patient : un patient qui allait, bien malgré lui, m'apprendre des choses sur mon travail. Et mon Wiki-patient du jour était un vieux paraplégique qui avait compris au premier coup d'œil que j'allais jouer au Docteur Maboul avec ses fesses…

« Oh allez-y, n'ayez crainte, faut bien apprendre hein ! En quarante-cinq ans de paraplégie, j'en ai vu, des étudiantes gênées ! Faites-vous la main, moi je vais lire le journal en attendant… »

J'étais à un doigt de pleurer de nervosité, aussi à l'aise qu'un funambule un lendemain de cuite. Et alors que mon doigt inexpérimenté tentait de satisfaire le transit de cet adorable patient, il reposa le journal et me dit en retournant la tête vers moi :

« De la pluie, encore de la pluie, c'est fou ! Avec toute cette flotte, la ferraille dans mes articulations va finir par rouiller ! »

J'étais sidérée, pour ne pas dire sur le cul (ce qui aurait été franchement drôle vu le contexte, hum). J'étais en partie dedans, en train de m'acharner (oui je sais le terme peut paraître un peu fort mais je vous assure qu'on n'en était pas loin) à évacuer des selles, du caca, des étrons, de la merde quoi, de son corps, et lui me parlait de la météo.

« Je sais ce que vous vous dites… Je suis en train de lui sortir sa merde du cul et il me parle de météo ! *(Mince, il lit dans ma tête ou quoi ?!)* Mais, conseil de vieux patient : si vous voulez détendre l'atmosphère, parlez de météo. C'est un sujet universel qui concerne tout le monde, un peu comme le sexe, mais bon, évitez d'en parler avec votre doigt dans le derrière d'un autre, ça pourrait réveiller des fantasmes ! »

Alors je suis devenue imbattable en prévisions météorologiques, j'ai appris à lire dans les nuages et sur le visage de mes patients, et ça marche même pour ceux qui restent enfermés. J'étais solidaire de toute récrimination contre la pluie et je me réjouissais avec eux du soleil rendant les champs de blé aussi blonds que les cheveux d'Évelyne Dhéliat (tiens encore elle ?). La météo est capricieuse, le sujet est redondant, mais elle m'a sortie de bien des situations gênantes.

Mon jeune patient a continué ses recherches météorologiques ; il m'a dit : « Demain, ils annoncent de la pluie… Fait chier ! » J'ai répondu « Si seulement ! », nous avons ri ensemble et j'ai secrètement remercié mon vieux Wiki-patient !

12

Les p'tits papiers

Mercredi après-midi, à l'heure du thé et du coup de barre magistral :

« Toutes nos lignes sont occupées, ne quittez pas, la secrétaire va prendre votre appel. Toutes nos lignes sont occupées, ne quittez pas, la secrétaire va prendre votre appel. Toutes nos lignes sont occu...
Oui allô, je vous écoute ! »

[Voix fatiguée-agacée-et-un-peu-cassée de la secrétaire médicale]

J'ai manqué me brûler en reposant la tasse d'eau bouillante remplie à ras bord que j'avais dans la main pour sauter sur le portable que j'avais laissé en haut-parleur sur le plan de travail de ma cuisine :

« Oui, bonjour, je suis Charline, infirmière libérale. Voilà, je me permettais de vous appeler parce que j'aurais besoin de faire refaire une ordonnance mal rédigée pour un de mes patients qui...

— Ne quittez pas ! »

Et bim ! C'est reparti pour le message en boucle, pour un temps que tu n'as pas et une patience que tu n'as plus. J'ai regardé l'écran de mon portable : deux minutes quarante et je n'avais placé qu'une demi-phrase d'accroche foireuse.

« Toutes nos lignes sont occupées, ne quittez
pas, la secrétaire va prendre votre appel. Toutes
nos lignes sont occupées, ne quittez pas, la
secrétaire va prendre votre appel.
Toutes nos lignes… »

Fatiguée, j'ai reposé mon téléphone en haut-parleur et j'ai ouvert mon placard pour prendre une boîte de thé en vrac. Un truc avec plein de fleurs dedans, ni trop fort ni trop mou de la feuille, parfait pour rester éveillée cet après-midi alors que j'avais encore une tonne de papiers à traiter. La musique classique-électro-pop d'attente s'est arrêtée :

« Oui allô, je vous écoute ! »

J'ai lâché la boule à thé dans la tasse pleine et je me suis brûlée avec l'eau toujours trop chaude…

« Ah, bordel !! Non pardon, excusez-moi, c'est pas pour vous. Enfin si, j'veux vous parler mais le "bordel" c'était pour l'eau bouillante qui m'a brûlé la main parce que je suis en train [*soupir à l'autre bout du fil*], bref… Donc, je me permettais de vous appeler car j'ai un patient qui sort des urgences avec une ordonnance mal rédigée et j'aurais besoin de la faire refaire par son médecin traitant parce que je n'arrive pas à avoir le service des urgences, alors que c'est urgent. Enfin je veux dire "urgent", je dois le facturer après-demain quoi, et sans ordonnance, c'est pas possible... Du coup, si son médecin pouvait me refaire la prescription pour les pansements, ça serait aussi cool que le thé que je suis en train de me préparer ! Bref, je vais vous dicter ce qu'il faut marquer dessus...

— Et il a vomi ?

— Pardon ? Euh, j'en sais rien...

— Ah, il a vomi, d'accord... Et il a eu la diarrhée aussi ?

— Non, enfin je vois pas le rapport avec une plaie au front, il s'est juste fait suturer parce qu'il a glissé en chaussettes dans sa cuisine...

— Ah oui, effectivement, bon, dans ce cas je lui mets un rendez-vous en fin d'après-midi à 18 heures. [Je l'entends raccrocher et reprendre ma ligne.] Donc vous me disiez que vous étiez infirmière et qu'il vous fallait... ?

Elle n'avait pas écouté un mot de ce que je lui avais dit. Et, bien que consciente de la dureté de son travail, j'ai senti monter en moi un bon énervement assaisonné d'une grosse fatigue hypothéinée...

Une ordonnance ! Il me faut une putain d'ordonnance pour pouvoir facturer deux pauvres pansements à 6,30 € à un mec qui s'est vautré dans sa cuisine parce que, si ça se trouve, on lui a demandé d'attendre au téléphone avec une musique chiantissime et qu'il a glissé en courant pour répondre une fois la secrétaire dispo, et bam ! Le front dans l'angle du plan de travail… Moi je veux juste une ordonnance bien rédigée pour pouvoir bosser parce que l'interne des urgences a prescrit à mon patient, attention, tenez-vous bien :

« Faire ablation des fils et pansement sur le corps. »

Sur le corps, bordel, « le corps » : champion d'anatomie deuxième dan force 12 de l'atlas médical, le mec. Je ne sais pas *quand* enlever les fils, ni *combien* de fois par semaine refaire le pansement et encore moins jusqu'à *quand* ? Gros mystère. Il n'a pas marqué « par infirmière DE » donc mon patient n'a qu'à prendre un couteau pointu et se désuturer tout seul, ou demander à son boucher, et comme l'interne a signé l'ordonnance en éternuant, je n'arrive pas à lire son nom pour lui demander de la refaire. Du coup, je vous le demande à vous, même si j'ai bien conscience que ce n'est pas au médecin traitant de s'en charger normalement...

Et puis j'ai croisé mon regard dans la vitre du micro-ondes que j'avais en face de moi. Je me suis vue agacée, le visage fermé. J'ai imaginé la secrétaire en train de gérer au bout du fil des vomis et des diarrhées à longueur de journée avec des patients qui n'étaient parfois plus très patients. Et alors qu'elle me redemandait la raison de mon appel, je lui ai simplement répondu :

« Une ordonnance. Je voudrais juste faire refaire une ordonnance... »

Je suis allée m'installer dans mon canapé pour lui dire exactement quoi noter, une deuxième fois. Le téléphone raccroché, claquée à l'idée d'avoir perdu du temps à cause d'une simple prescription mal rédigée aux urgences, je me suis vautrée entre deux coussins en enlevant l'élastique de mon chignon foireux. En me passant la main dans les cheveux, j'ai regardé la « liste noire des choses à faire dans la semaine ». Un post-it géant sur lequel je tenais ma *to-do list* : tous les appels aux médecins que j'avais à passer, tous les rappels aux patients pour être payée, la liste de matos à racheter pour le cabinet et quelques petits bonus perso comme « trier, plier et ranger le linge » mais qui, à en juger par mes chaussettes (noire à gauche, rose à droite), n'étaient pas près d'être rayés.

J'ai repris mon téléphone pour appeler un patient. Répondeur, encore une fois :

« Oui, bonjour, c'est Charline, l'infirmière libérale. Je me permettais de vous appeler, une nouvelle fois [la cinquième en fait] car sauf erreur de ma part [et autant dire que la seule erreur a peut-être été celle de le soigner], vous ne m'avez toujours pas réglé les soins de vos pansements réalisés il y a sept mois. Je vous saurais donc gré [en mode polie-mais-faudrait-p't'être-arrêter-de-me-prendre-pour-une-nonne] de bien vouloir me payer les 18,90 € que vous deviez me déposer il y a un mois dans ma boîte aux lettres. Merci [avec un cordialement-bisou-♥ dans la voix] ! »

Sûrement un coup de fil pour rien. Mais lui pourrir régulièrement sa messagerie me permettait de me délester de mon agacement, à défaut de lester mon compte bancaire de l'argent qu'il me devait.

Puisque j'avais mon portable dans la main, j'ai composé le numéro d'un médecin traitant pour gérer la sortie d'hospitalisation de mon octo-cascadeur rentré depuis deux jours à son domicile. Je voulais en profiter pour récupérer une prescription en attente d'une signature de sa part. Je suis tombée sur sa nouvelle secrétaire médicale :

« Ah oui, mais le problème, c'est que le médecin est en repos demain, et qu'ensuite il consulte dans un autre cabinet… Oui oui, il a bien la DSI que vous aviez déposée il y a quinze jours, mais elle doit être perdue dans le tas de papiers qu'il a sur son bureau... Vous avez une autre DSI à lui faire signer pour la sortie d'hospitalisation de votre patient, c'est ça ? Oui oui, vous pouvez toujours me la déposer mais je ne garantis pas de réussir à la lui faire signer rapidement... »

Un mois et demi. La dernière fois, récupérer la fameuse DSI (démarche de soins infirmiers) m'a pris un mois et demi. Un sésame demandé par l'infirmière libérale, qui doit justifier ses passages chez ses patients pour les actes relevant du rôle propre de l'infirmière, les AIS (actes infirmiers de soin) : pilulier et surveillance globale du patient, soins d'hygiène... Ce document doit être represcrit tous les trois mois par le médecin, faute de quoi l'infirmière ne peut pas être payée par la Sécurité sociale. La dernière fois, le médecin traitant en question était parti au ski en laissant ma DSI non signée sur son bureau. À son retour, il l'avait « perdue ». J'avais dû lui réimprimer le document, le lui représenter pour être enfin payée : un mois et demi de soins quotidiens non rémunérés.

J'ai posé mon agenda ouvert sur mes genoux pour récupérer l'ordonnance de pansements de mon octo-cascadeur :

« Réfection du pansement par infirmière à domicile jusqu'à cicatrisation. »

Pff. Il manque le nombre de plaies (trois), leur localisation (coude, genou, côte), le nombre de passages par semaine et éventuellement la mention « Dimanche et jour férié inclus ». En service, j'aurais simplement demandé à l'interne de réécrire la prescription. Mais aujourd'hui j'étais une libérale au fessier en totale fusion avec le tissu de son canapé et je n'avais pas de médecin sous la main. Et vu les appels que je venais de passer, je n'avais pas envie de décrocher à nouveau mon téléphone.

Je me suis dit que ça ne valait peut-être pas le coup de faire refaire la prescription par le médecin traitant car je n'allais même pas pouvoir facturer ces soins qui étaient inclus dans le forfait AIS du soin d'hygiène que j'avais mis en place depuis la veille. Bon, les pansements ne me seront pas payés.

10,45 € brut (4,18 € net) pour trente minutes de soins tout inclus alors que les trois pansements m'auraient rapporté seuls 11,95 €... Génial. Pour bien faire, c'est-à-dire ne pas perdre d'argent, il faudrait que je ne facture pas le soin d'hygiène. Paradoxal.

Ça m'a rappelé ce jour où Jean-Pat' de la Sécu m'avait envoyé un mail pour me prévenir qu'il rejetait toute une série de soins télétransmis parce qu'il manquait une ordonnance. Une toute petite ordonnance non scannée. La prescription manquante concernait des injections – des actes dits « gratuits » puisque réalisés dans le cadre d'un forfait AIS pour une dame en fin de vie.

Nous avions dû la faire transférer en soins palliatifs en urgence car son état se dégradait et elle ne voulait pas mourir chez elle. Le dossier de soins que j'avais monté pour elle était parti sur le brancard, et mon ordonnance avec. J'ai reçu un indu de 0,00 € de la CPAM qui me bloquait 300 € d'une série de soins télétransmis en attendant le fameux papier. Ma patiente est décédée, j'ai voulu récupérer mon classeur mais il s'était perdu dans les méandres des archives du centre de cancérologie... Moyennant appels et courrier à la Sécu, ils ont fini par débloquer mes soins et me régler.

Mon téléphone a sonné : un patient qui appelait pour prendre un rendez-vous, une ablation de sutures « urgente et absolument ce soir à 18 heures » ! J'ai expliqué au patient que, l'ordonnance datant de dix jours, il aurait été plus simple qu'il me prévienne avant pour que je puisse adapter mon planning à son exigence qui, soit dit en passant, n'était pas franchement fondée. Il m'a proposé le soir même après 20 heures. Je lui ai répondu : « OK par contre on passe en horaire de nuit, il y aura donc une majoration de 9,20 € pour convenance personnelle. » Tout soupirant d'une exaspération que je ne comprenais pas vraiment, il a accepté l'ablation de ses sutures le lendemain à 8 heures. J'espère qu'il pensera à son ordonnance...

Un coup de barre magistral m'a coupée dans mon élan de paperasse pour me projeter dans mon canapé en position « vautrée ». Pour me réveiller, je suis allée dans la cuisine récupérer la tasse de thé qui m'attendait sur le plan de travail. J'ai bu une gorgée avant de me rendre compte qu'il était froid, super-infusé et imbuvable. Aussi amer que mon état d'esprit. Je l'ai jeté dans l'évier.

J'ai relancé la bouilloire en composant sur mon téléphone le numéro de la Sécurité sociale pour qu'ils m'expliquent pourquoi l'injection de certains vaccins antigrippaux en 100 % ne m'avait toujours pas été réglée depuis l'hiver dernier...

« Vous êtes bien à la Caisse primaire d'assurance maladie, toutes nos lignes sont occupées, merci de patienter, nous allons prendre votre appel... Vous êtes bien à la Caisse primaire d'assurance maladie, toutes nos lignes sont occupées, merci de patienter, nous allons prendre votre appel... Vous êtes bien à la Caisse primaire d'assurance maladie, toutes nos... Oui allô ? Je vous écoute ! »

Sixième jour : jeudi

13

Il paraît que je coûte cher

« Eh ben moi, du coup, je leur ai raccroché au nez ! »

[Mon octogénaire en mode vénère]

La vieille dame avait mimé de sa main sèche aux articulations déformées par l'arthrose le mouvement du téléphone raccroché d'une façon énervée : « Et comment ils ont pu savoir qu'il était à l'hôpital ? »

J'étais de retour chez mon vieux patient, celui qui m'avait réveillée en pleine nuit samedi dernier. Le couple m'avait invitée à entrer après mes trois petits coups habituels sur le carreau orné d'un rideau brodé de dauphins blancs. C'était une bâtisse vieillotte que mon patient tenait de ses parents. J'étais heureuse de le revoir chez lui et il était heureux d'avoir retrouvé la maison qui l'avait vu naître et grandir.

Nous venions de quitter la salle de bains dans laquelle je l'avais aidé à se laver, et j'accompagnais mon octo-cascadeur jusqu'à son fauteuil en velours marron, dans le coin de la pièce, tout près de la cuisinière à bois et de la petite télé.

Pendant que je défaisais le premier de ses pansements, sa femme m'a raconté le coup de téléphone de la veille au soir : un appel d'un SSIAD (service de soins infirmiers à domicile), structure qui embauche des aides-soignantes et parfois des infirmières et qui se conventionne de temps en temps avec les libérales pour réaliser les soins techniques. Les SSIAD sont subventionnés par l'État moyennant environ 35 € par jour et par patient. Ils ont pour rôle de prendre en charge des sujets âgés et/ou handicapés. Ce sont des structures appréciées à domicile lorsque les soins infirmiers des libéraux ne suffisent plus pour maintenir les patients chez eux dans de bonnes conditions.

Je me suis effectivement demandé qui les avait prévenus de son hospitalisation... Il faut croire que les directeurs de SSIAD ont le bras suffisamment long pour atteindre les bureaux des cadres des services hospitaliers, ceux qui décident quelle structure est la plus à même d'accompagner le patient à sa sortie.

J'étais en train de refaire le pansement au coude de son mari, sorti depuis quelques jours du service qui l'avait accueilli après sa chute en pleine nuit. Rien de cassé, quelques plaies par-ci par-là et deux nuits à l'hôpital, le temps de passer une batterie d'examens et de revenir à la maison avec quelques ordonnances pour des pansements et une aide à la toilette plusieurs jours par semaine. Une intervention quotidienne qui allait perturber un temps le rythme de ces gens chez qui rien ne changeait vraiment, d'habitude. La vieille dame a tapoté du doigt un article du journal qu'elle avait ouvert devant elle :

« Y a encore eu un mort ! »

Son dada, c'était la rubrique nécrologique. Elle a repris un gâteau qu'elle a trempé dans son mazagran de café. Mon patient, silencieux jusque-là, m'a dit, un peu gêné :

« Mais vos pansements là, ça va me coûter combien ?

— Rien. Ça ne vous coûtera rien... »

« Et moi ça ne me rapportera rien non plus ! » aurais-je voulu ajouter. Mais en vrai, je lui ai seulement expliqué que je n'étais pas payée pour la réfection de ses trois pansements car la Sécurité sociale m'interdisait de cumuler les aides à la toilette avec les pansements simples, les injections ou les prises de sang. Trois petits pansements et une douche pour 10,45 € brut, soit 4,18 € net la demi-heure. Il m'a répondu :

« C'est tant mieux pour moi mais c'est dommage pour vous ! »

J'ai eu envie de lui répondre que la Sécu avait certainement dû se dire la même chose lorsqu'ils avaient créé la NGAP. Sa réflexion ne m'étonnait pas vraiment car je savais que ce patient avait un rapport très particulier à l'argent. Je me suis souvenue de ce fameux matin où il m'avait montré son journal et le gros titre en deuxième page :

« Infirmière et kiné, dans le viseur »

« Dans le viseur », carrément ? J'avais la soudaine impression d'être dans la ligne de mire d'un sniper caché dans les champs de maïs voisins, prêt à me tirer une décharge de gros sel dans la fesse au moindre écart de cotation.

« Alors, il paraît que vous coûtez trop cher ? »

Ce matin-là, il n'était pas le premier patient à me parler du fameux bilan annuel de la Cour des comptes, celui qui paraît tous les ans et me fatigue d'avance parce que je sais que je vais devoir justifier mes soins. Comme si ma simple présence chez eux ne suffisait pas ! Ajoutez à ça le manque de motivation à l'idée d'argumenter avec un vieux patient dont la surdité est aussi lourde que sa femme que j'essayais de décoller de son fauteuil, et vous obtenez une réponse pleine de bon sens : « Les bureaucrates, c'est comme les hommes politiques : ils sont déconnectés de la réalité ! Qu'ils viennent donc travailler sept jours avec moi et on en discutera autour d'un café... »

Je suis allée dans la salle de bains, sa femme sous le bras, au rythme des chaussons qui frottaient le sol en béton brut. Un peu agacée du manque de considération de l'État, des médias qui s'excitaient dès qu'on leur lâchait des chiffres à plusieurs zéros et des gens qui s'en offusquaient sans chercher à comprendre que le coût de la santé était aussi lié à leurs demandes de soins. Je regardais le reflet de ma vieille patiente dans le miroir brisé devant lequel elle se tenait, toute petite qu'elle était, moi derrière qui la dépassais de deux têtes. Installée sur une chaise, elle respirait au rythme de son cœur fatigué. Elle ne me parlait que de météo et de mes petits seins, plus petits que les siens. Tous les jours les mêmes mots, les mêmes phrases, les mêmes gestes. Des discussions redondantes auxquelles je me pliais avec plaisir tant elle m'était sympathique. J'ai lavé avec précaution son vieux corps, appliquant talc et eau de Cologne, profitant de chaque minute pour aller un peu plus loin que la veille. Avec elle, il fallait négocier sec du gant de toilette !

Le téléphone dans la pièce d'à côté a sonné et j'ai repensé aux dernières transmissions de mon collègue :

« Le médecin-conseil de la CPAM m'a rappelé tout à l'heure : il refuse notre demande. On ne pourra pas être payé plus cher… On fait quoi du coup ? »

Et merde. Nous avions fait une demande exceptionnelle pour pouvoir être payés plus cher lors de nos passages chez un patient très lourdement handicapé. Ce monsieur requérait de l'aide pour absolument tout : douche, habillage, rasage, brossage de dents, prévention du risque d'escarre, stimulation et installation au fauteuil roulant. Nous avions beau être équipés de machines pour nous aider, le soin prenait du temps et nous fatiguait pas mal : plus d'une heure le matin et parfois tout autant le soir. Chaque fin de semaine, nous aidions ce père de famille à profiter des siens avant de retourner dans son centre d'accueil le reste de la semaine. Nous avions demandé une aide financière exceptionnelle pour nous permettre de majorer notre cotation en dépassant le seuil autorisé par la Sécurité sociale : 26,35 € le matin et 18,40 € le soir, 44,75 € bruts la journée pour plus de deux heures de soins, voilà ce que nous avions demandé. Mais le médecin-conseil de la CPAM nous a conseillé tout autre chose :

« Sinon, il faut faire appel à un SSIAD ou à une HAD [hospitalisation à domicile]… C'est beaucoup plus cher, mais ce sont les textes. Je ne peux rien faire pour vous, il n'y a pas beaucoup d'autres solutions… »

J'ai soufflé à fond pour me recentrer sur mon soin. Alors que je peignais avec une infinie douceur la chevelure blanche et bouclée de ma vieille patiente, je me demandais : « Je coûte vraiment trop cher ?! » Je ne comprenais pas… Mais si je disparaissais, qui viendrait démêler ses boucles serrées, qui viendrait l'aider, lui, à profiter d'une vraie vie de famille ? Des HAD ? Des SSIAD dont les équipes changent au gré des arrivées et des départs ? De nouvelles personnes devant lesquelles ils devraient se dénuder ? Le fonctionnement de ces structures coûte bien plus cher que moi. Je m'inquiétais, je fronçais les sourcils et je l'ai regardée à nouveau. Elle m'a souri et m'a dit : « Toi, t'as des tout p'tits seins par rapport aux miens hein ! » J'ai confirmé en lui retournant son sourire. Si j'ai choisi le libéral, c'est exactement pour ça. Rencontrer des « patients-bonheur » qui redonnent le sourire et la foi dans mon métier.

Mais je me sentais bien petite. Seule dans ma voiture et dans mon cabinet, noyée dans la masse des 110 000 autres infirmières libérales de France. Perdue au milieu des grosses structures que sont les centres hospitaliers, les SSIAD et les HAD. J'étais comme mes seins à côté de ceux de ma patiente : et si je ne faisais pas le poids ?

14

Enlève ta blouse et file-la à un autre

« Ah ! Il faut que je vous raconte… »

[« L'histoire sans fin » version
« vraiment sans fin » de ma patiente]

« Non parce que vraiment, il faut qu'vous dise, ça c'est une histoire, oui oui, j'vous en prie, asseyez-vous donc sur la chaise, j'vous ai préparé les médicaments, y a plus qu'à mettre dans le semainier, moi je vais aller touiller ma cocotte parce que sinon les oignons vont accrocher au cul du plat et pis après j'vais vous raconter tout ça parce que, vraiment, faut que je vous raconte… »

La petite dame est partie dans sa cuisine aussi vite que les mots sortaient de sa bouche pour réapparaître après un rapide coup de cuillère en bois sur le bord d'un fait-tout. J'étais habituée à sa phrase interminable qui débutait quand je passais la porte pour ne s'arrêter qu'au moment de mon départ. Une unique phrase d'une vingtaine de minutes, sans point ni rien.

Je venais la voir toutes les semaines pour refaire son pilulier et surveiller son état général. Son vieux chat blanc cracra me connaissait lui aussi très bien ; il s'était d'ailleurs déjà installé sur mes genoux en prenant soin de laisser sa dose de poils blancs sur mon jean noir :

« Vous me direz s'il manque des médicaments pour la semaine prochaine, comme ça, je ferai venir le docteur, en plus figurez-vous que son père, au médecin, il allait à la chasse avec mon mari, d'ailleurs une fois je me rappelle ils avaient ramené un lapin vivant eh bien figurez-vous qu'il m'a fait des petits et de fil en aiguille j'en ai un qui cuit dans la cocotte, bref, j'vous disais tout à l'heure… »

Et la sonnette de la porte a retenti. Ouf ! Il existe donc une justice pour les oreilles fatiguées, merci ! C'était le facteur. J'allais pouvoir me concentrer tranquillement le temps que l'homme à casquette réussisse à s'extirper du « Bonjour, faut que je vous dise… » – un piège auditif dont on avait du mal à s'extraire. Elle était bavarde. Trop. Et ce matin-là, son débit tranchait singulièrement avec celui de l'autre patiente, ma grognon chronique qui, elle, ne parlait jamais. Sauf deux heures plus tôt où j'avais eu le droit à :

« Ton travail, c'est de me poser trop de questions ! »

La vieille dame a reculé son obésité en faisant grincer son fauteuil roulant. Je venais de lui demander si elle avait besoin de quelque chose avant que je parte et en réponse elle m'avait tendu sa liste de courses, celle avec « Bouteilles de rouge !! » écrit dessus. Sympa. Alors, agacée par le manque de reconnaissance qu'elle montrait depuis toujours pour mon travail et fatiguée de cette mauvaise humeur avec laquelle elle m'accueillait chaque matin depuis des années, je lui avais posé une simple question :

« Mais vous savez ce que c'est mon travail, au juste ? »

Assise à sa table en formica marron, elle a repoussé nerveusement une mouche, une des rares qui avaient échappé au papier gluant accroché toute l'année dans sa salle à manger, le même qui n'épargnait pas mon chignon lorsque je passais en dessous. Sans me regarder, elle a répondu d'un aplomb calé au centimètre près dans son fauteuil roulant trop petit : « Ton travail, c'est de me poser trop de questions ! »

Et en gros, je l'ennuyais à vouloir faire valoir mes compétences.

C'était une punchline *badass* du troisième âge, comme je les aimais (habituellement). Mais ce matin-là, sans vraiment savoir pourquoi, j'ai été agacée. Je regardais ma vieille dame grognon chronique s'acharner contre la mouche qui ne voulait pas mourir, me disant qu'elle se fichait bien de qui j'étais et de pourquoi j'étais là tant que j'étais présente pour elle, ses bouteilles de rouge et son salon plein de mouches.

Il faut dire que depuis quelque temps, ma patience d'infirmière libérale était soumise à rude épreuve.

Il y avait eu les auxiliaires de vie qui réalisaient les toilettes de patients dits « à risques » (entre le ménage et les courses). Il y avait les équipes des HAD qui traitaient certaines perfusions ou pansements dits « complexes » puisqu'on estimait qu'ils ne relevaient plus de notre rôle de libérales, et qui continuaient de grappiller toujours un peu plus de soins sur le terrain des IDEL. Et maintenant les facteurs qui allaient pouvoir livrer les piluliers au domicile de mes patients entre leur commande Damart et leur facture EDF, et ce décret qui autorise les pharmaciens à vacciner contre la grippe dans les officines…

Auxiliaires de vie toilettantes, facteurs pilulistes, pharmaciens vaccinateurs… Il y avait de quoi se perdre sur la définition de ce qu'est un soignant !

Ça m'a rappelé la patiente chez qui je m'étais déplacée et qui voulait profiter de sa prise de sang trimestrielle pour que je retire les fils de son chien fraîchement opéré. Ça m'a aussi rappelé les ampoules grillées qu'on me demandait de changer, le courrier qu'on me demandait d'aller chercher, les fleurs sèches qu'il aurait fallu arroser, les horloges qu'il faudrait avancer ou retarder (je ne sais jamais) deux fois par an parce que le bras est trop court et les aiguilles bien trop hautes, les repas refroidis qui seraient bien meilleurs s'ils étaient réchauffés et le journal du jour que ce serait sympa d'aller acheter – « Tiens ! J'te donne un sou. »

La plupart du temps, je ne rends pas ces services de peur que mes patients se perdent dans le motif de ma présence auprès d'eux, qu'ils prennent des habitudes qui nous emmèneraient trop loin des gestes par lesquels je prends soin d'eux.

Alors, messieurs, mesdames, pourquoi suis-je si peu serviable ? Parce que, figurez-vous, je ne suis ni Bob le bricoleur prêt à toutes les réparations dans la maison de mes patients, ni Docteur Peluche qui soigne tout ce qui a quatre pattes, un bec ou un museau plein de dents ; parce que je n'ai rien de l'inspecteur Gadget qui se chauffe pour résoudre tous les petits pépins, ni de Nina, l'infirmière de France 2, toujours prête à tout sauf à faire son travail (soigner ceux qui en ont vraiment besoin), parce que je suis de moins en moins ce Bisounours *full-of-love* que j'étais en sortant de l'école et que je n'ai plus envie d'être un Oui-Oui qui dodeline de la tête sans jamais dire non. Non !

Depuis que je travaille à domicile, j'ai l'impression qu'on me rajoute des casquettes alors que j'ai déjà du mal à quitter la cornette qui me gratte la tête. J'ai l'impression qu'on essaie doucement de m'enlever ma blouse de soignante en me demandant gentiment de ne pas protester, qu'on me retire des soins, qu'on me fout à poil parce que des politiques ont voté et décidé pour moi de qui pourrait prendre soin de mes patients sans se poser la question du coût et des conséquences de leurs votes.

Moi, je suis juste une toute petite libérale de campagne. J'arpente les routes d'une maison à l'autre. Je suis une infirmière diplômée et reconnue et je veux le rester. Je suis une soignante avec des compétences que je veux conserver.

J'étais en train de refermer le pilulier rempli comme il fallait lorsque ma patiente est revenue, silencieuse cette fois, rassasiée d'avoir pu raconter sa fameuse histoire au facteur (qui avait dû prendre un sacré retard sur sa tournée). En passant près du buffet, elle a esquissé un mouvement vers la photo de son mari. Un cancer l'avait séparée, il y avait deux ans, de celui avec qui elle avait partagé toute sa vie. Depuis, elle vivait seule dans cette grande maison avec son chat cracra qui n'était pas très causant.

J'ai repensé au vaccin contre la grippe que je lui avais injecté à un moment où elle n'avait pas le moral et je me suis demandé ce qu'aurait fait le pharmacien dans son officine le jour où elle m'avait dit : « De toute façon, je préfère choper la grippe et crever ! » Je me suis rappelé le pilulier refait pour elle quand l'angoisse du pourquoi-du-comment de ses médicaments était apparue, et je me suis demandé ce qu'aurait fait le facteur avec cette patiente qui, quelquefois, refuse de prendre ses traitements qu'elle ne comprend plus vraiment…

Elle a relevé les yeux vers moi et je lui ai demandé comment allait la vie :

« Ça va. Mais la maison est silencieuse depuis qu'il est parti… »

15

Tournée du soir, désespoir

« Je ne vais pas réussir à être à l'heure, c'est ma mère qui va venir chercher les puces... J'en vois pas le bout, de cette tournée ! »

[Texto envoyé à l'assistante maternelle de mes filles]

Ça, c'est le texto que j'étais en train d'envoyer à la nourrice de mes filles. Assise dans ma voiture, garée dans le noir devant le cabinet du médecin que je venais de quitter, je tapotais d'une main l'écran de mon téléphone, et de l'autre je me frottais le genou. Dans l'obscurité de mon habitacle, l'écran de mon portable me piquait les yeux. Était-ce parce que j'étais fatiguée, parce que j'étais agacée ou parce que j'avais envie de chialer ?

Je ne sais pas pourquoi, mais c'est souvent le soir que les personnes âgées tombent, que les patients meurent, que les gens pleurent, et que les genoux des libérales se cognent dans les jardinières. Et bizarrement, toutes ces choses arrivent souvent l'hiver. Quand il fait nuit, froid, et parfois les deux. L'hiver, la tournée du soir se fait de nuit.

Je suis pressée de finir, mais je fonctionne au ralenti. Parce que la nuit a un pouvoir incroyable : elle endort. Elle endort mon esprit alors que j'arpente les chemins de campagne que l'éclairage public semble avoir oubliés. Les virages que je connais par cœur se succèdent, les lignes droites s'enfoncent dans le noir.

Je me gare devant une maison en pierre. Le ciel au-dessus de moi est clair et sans lune. Ce soir, le couple qui habite la longère est angoissé. Rien ne va plus. La nuit a un pouvoir triste : elle endort aussi la joie, laissant la place aux peurs, surtout chez ceux qui sont vieux, malades et parfois les deux. On ne se dit jamais qu'on va mourir en pleine journée quand on est en train de déjeuner devant un jeu télévisé en demandant à sa femme de passer le sel, non. Dans la tête des gens, on meurt la nuit, en dormant ou en regardant le plafond, les mains crispées sur la couverture et les yeux figés dans le noir. La nuit on lâche prise, on se laisse aller, on s'inquiète et on espère parfois ne pas se réveiller le lendemain. La nuit c'est aussi ça : la peur de la mort. Dans le noir d'une chambre naissent des pensées obscures.

Deux minutes plus tôt, je frappais à la porte du médecin traitant du village pour lui faire une transmission expresse tout en chuchotis et mots-clés dans la porte entrouverte de son cabinet : « Urgent… Très mal… Veut mourir… Inquiète. Ce soir… Non ce soir, vraiment. Merci. »

« Rien ne va plus, j'ai envie de me foutre en l'air… J'ai une vie de merde, j'en peux plus… J'en peux plus… »

Voilà ce qu'il m'avait balancé au beau milieu de son salon, les mains nerveusement jointes, le regard perdu sur ses pompes. Assis dans son canapé mou, l'homme était une masse sombre, une boule de souffrance qui s'essuyait le nez du revers de son pull. Quelques mots maladroits et simples pour me dire que ce soir, il n'avait pas envie de voir le lendemain matin. Je l'ai écouté poser des mots simples sur un mal-être complexe. Je n'ai quasiment rien dit, je laissais le silence marquer le temps qu'il voulait voir s'arrêter. Je me suis sentie impuissante. Je sentais bien qu'il voulait que je l'aide, mais je ne savais pas quoi faire pour le protéger, pour qu'il ne se perde pas lui-même…

Retour au cabinet médical, médecin, transmissions, claquement de portière, patient suivant. J'ai repassé la première, soufflant un bon coup pour me rephaser. Vider puis gonfler mes poumons. Souffler à fond trois fois, c'est mon mode « *reset* » à moi.

Trois rues plus loin, c'était une toute petite vieille dame qui m'attendait pour son aide à la toilette avant d'aller se coucher au chaud sous sa couette. Et alors qu'elle m'accueille toujours à l'entrée de chez elle à moitié pliée sur sa canne, ce soir, elle n'a pas pu bouger de son fauteuil. Fatiguée, ma quasi-centenaire. Épuisée d'une vie dont elle me confie qu'elle a l'impression d'en avoir atteint le bout.

Son médecin a fini de travailler et de toute façon elle ne veut pas que je l'appelle, persuadée que les médecins n'aiment pas les vieilles qui ont la peau molle et les seins qui tombent aux genoux. Moi, elle me dit qu'elle m'aime bien parce que je lui dis souvent que je la trouve jolie. « Et c'est important de savoir qu'on reste belle quand on ne se voit plus parce qu'on a le nez qui r'garde par terre ! »

J'ai traversé le bourg pour aller soigner une jeune ado. Un pansement tout con, trois fois rien. Mais ce soir, elle est inquiète. Sa grand-mère est couchée au fond de son lit, elle ne va pas bien et ne veut pas appeler le médecin. La chimio d'il y a trois jours l'empêche de se lever. Ce soir, elle a de la fièvre, elle a vomi. J'ai préféré ne pas soigner mon ado tout de suite et je suis montée à l'étage pour aller voir mon octogénaire chouchou – une octo géniale que je tutoie avec affection et dont seul le bout du nez dépasse de la couette. Je mets ma main froide sur son front trop chaud. Elle prend ma main dans la sienne et me dit :

« Tu t'occupes bien de moi, ma p'tite infirmière… Je suis contente de te voir, comment tu vas ?

— J'irais mieux si tu voulais bien me laisser appeler le médecin… »

Ma jolie fragile a souri avant de froncer les yeux lorsque j'ai touché son ventre dur et tendu. La tension est basse. Je n'aime pas ça. J'ai appelé le Samu, le médecin de garde allait venir la voir. Je l'ai quittée en lui faisant un signe de la main avant de refermer sa porte. Une pointe au plexus, juste sous le cœur, quand j'ai lâché la poignée, traversée par l'idée que je ne la reverrais probablement pas de sitôt…

J'avais quarante minutes de retard.

Dans le patelin d'à côté, j'ai retrouvé ma grognon chronique que je savais agacée de mon retard. Elle m'attendait pour aller se coucher. Assise face à son horloge murale, elle avait le regard fixé sur l'aiguille des secondes et sur celle des minutes qui continuaient de bouger tandis qu'elle m'attendait. Je le savais. Même pressée par le temps, je n'avais pas envie d'entrer chez elle. Je voulais de la douceur, des paillettes, de la tendresse… J'ai refermé sa porte derrière moi. Une odeur d'urine et de pâtée pour chat est entrée dans mes narines. J'ai froncé les yeux, je l'ai saluée, elle a soufflé. J'ai fait diversion en lui montrant la rose pâle que j'avais cueillie pour elle deux jours plus tôt et qui s'était ouverte au contact de l'eau. Elle m'a demandé si j'avais vu l'heure en indiquant l'horloge du bout de son menton…

J'ai retraversé le bourg pour atteindre une autre commune.

Dans le ciel, j'ai cherché la lune mais il n'y en avait pas. Les lignes blanches défilaient sur la route noire. Le brouillard était épais. J'ai regardé l'heure, mes filles avaient dû terminer leur repas, je n'allais probablement pas pouvoir leur faire leur bisou du soir.

J'ai passé la main sur mon visage. Sixième jour, je suis rincée. Ce soir, rien ne se passe bien… D'un coup, j'en ai marre de les voir mourir, de les savoir pressés d'en finir. Mes yeux se sont brouillés et je n'ai plus eu envie de rentrer. Je voudrais pouvoir me poser dans un coin pour pleurer un tout petit peu, me confier à un collègue sans qu'on me dise que j'en fais trop, sans qu'on me dise que j'ai tout faux. Qu'on me dise que c'est la vie et que des fois, la vie, c'est vraiment mal foutu. J'ai reniflé avant de souffler à fond, trois fois, pour me rephaser une nouvelle fois.

J'ai ouvert la fenêtre pour respirer l'air frais. Quand je suis arrivée chez mon dernier patient, mes mains étaient glacées. C'est un jeune étudiant en médecine ; il me connaît et il remarque mes traits fatigués. Je lui dis que je ne peux rien lui raconter, secret professionnel oblige. Que ceux que je soigne pourraient être ses voisins, les grands-parents des amis de ses voisins. Je lui explique que rien n'est rose, que la vie des gens est plutôt un mélange de rouge sang (qu'on a parfois envie de faire couler) et de roses pâles qu'on cueille presque naturellement dans les rosiers de celles qui n'en ont rien à faire. Je lui ai demandé de me faire une promesse. Il m'a regardée gravement en voyant mes sourcils froncés et il m'a promis : il m'a promis qu'une fois médecin, il ne serait pas de ceux qui n'aiment pas les vieilles, celles qui ne laissent rien dépasser d'autre qu'un tout petit bout de nez de dessous la couette, ou qui ont le nez qui regarde par terre.

Septième jour : vendredi

16

Tu le savais qu'on allait mal ?

Vendredi en fin de matinée :

« Quoi, y a encore une grève infirmière prévue ? Pourquoi ça va gueuler encore ? »

[Mon patient, le regard fixé sur le petit écran de sa télé]

J'ai reposé ma pince Kocher et regardé mon patient. Il levait les yeux vers son plafond sans même remarquer qu'il m'avait blessée. J'aurais pu ne pas relever, ne pas me sentir touchée mais j'ai repensé au mail que j'avais reçu sur mon blog la veille et à l'infirmière qui m'avait écrit :

« Ça fait du mal, et ça fait du bien de te lire parce que pour une fois, je me rends compte que je ne suis pas la seule à avoir envie de me foutre en l'air. »

Mon cœur qui vrillait pour trois fois rien a eu plus que son compte. Je l'ai regardé lui, ses yeux figés vers le plafond, qui ne voyait pas plus loin que la peinture blanche au-dessus de sa tête, qui ne se doutait pas de l'amertume dans nos gorges de soignants.

J'ai terminé mon soin dans un silence religieux (à faire pâlir mes ancêtres les cornettes), puis en mettant mon blouson en cuir, je lui ai dit :

« Mais vous savez que demain, je ne serai peut-être plus là... Que la santé est malade et qu'un jour peut-être, vous serez condamné à vous soigner tout seul ? »

Je lui ai dit que sa réflexion ne m'étonnait pas parce que les dirigeants, les bureaucrates et les cravatés devaient eux aussi lever les yeux vers les moulures du plafond blanc de leurs bureaux – qu'ils devaient tous être *tellement* agacés parce qu'il y avait *tellement* plus grave à traiter en ce moment. J'aurais voulu lui dire tellement de choses, à ce patient... Et j'ai repensé au commentaire de troll laissé sur la page Facebook du blog où plusieurs lecteurs soignants s'indignaient de l'indifférence des médias et du gouvernement :

« Vous n'êtes pas les plus à plaindre ! Regardez autour de vous, y a des professions bien pires que la vôtre ! »

Ce soir-là, j'ai lâché le grand « pff » du ras-le-bol, qui dégonfle la motivation et crève la niaque.

Je relisais ces mots et je ne savais pas quoi répondre. Je me suis simplement dit : « Mais regarde autour de toi, nous sommes partout ! » Nous sommes dans chacune des personnes que tu regardes, que tu côtoies, que tu détestes peut-être. Tu me demandes de regarder autour de moi avant de me plaindre ? Ce « 360° dans la misère », je le fais tous les jours dans mon travail de soignante auprès de mes patients. Parce que s'il y a bien une profession qui côtoie le pire, le plus dur, le plus triste, dans ce pays, c'est bien la mienne, crois-moi – et si tu ne me crois pas, viens, on échange pour voir.

Pas plus tard qu'hier, j'étais dans une ferme pour prélever le bilan de sang d'un éleveur qui me racontait son épuisement physique et moral ; il tenait à bout de bras l'exploitation créée par ses grands-parents. J'étais dans la cuisine d'une maison qu'il serait peut-être obligé de vendre pour éponger ses dettes (en espérant que d'ici-là il n'ait pas eu, comme beaucoup d'autres agriculteurs, l'idée d'aller se pendre haut et court à l'une des poutres de sa grange).

La semaine dernière, c'est d'un flic que je m'occupais : il me racontait ses tournées la nuit, la violence, la colère, les insultes et la misère sociale à laquelle il était confronté et contre laquelle il devait parfois se battre. Toute la complexité de son statut de force de l'ordre : contenir en écoutant, apaiser en arrêtant.

Pas plus tard que demain, je vais retourner voir une aide-soignante que j'ai plusieurs fois soignée et qui vient de m'appeler : « Ça y est, ils viennent de m'opérer ! » L'opérer de son dos littéralement cassé en deux. Cassée, la soignante, cassée d'avoir tenu tant qu'elle pouvait parce qu'elle ne voulait pas s'arrêter et mettre dans la merde ses collègues qui auraient dû compenser son arrêt non remplacé.

Les ouvriers, les chômeurs, les retraités, les sans-papiers... Crois-moi, s'il y a bien une profession qui touche de près le pire, le plus dur, le plus triste dans ce pays, c'est bien les soignants.

Subitement, je me suis sentie fatiguée de devoir me justifier de sortir dans la rue pour essayer de me faire entendre de nos dirigeants, des médias et de mes patients. Je me suis sentie lasse de devoir expliquer à quelqu'un que je soignais depuis des semaines pourquoi je ne serais peut-être plus là demain pour panser ses plaies. Je lui ai serré la main en lui souhaitant une agréable journée et je suis allée m'enfermer dans ma voiture.

« Bordel !! »

Génial. Cette grève, faute de moyen d'être remplacée, je savais que je ne pourrais pas y participer, et je me suis sentie complètement seule, complètement inutile et seule. J'ai regardé mes mains qui tenaient mon volant et j'ai pensé à ces mêmes mains posées sur mon clavier d'ordinateur la veille. Mes doigts tentaient de répondre à l'infirmière à bout qui m'avait vrillé le cœur en me contactant sur mon blog « C'est l'infirmière ! ». J'écrivais, puis j'effaçais, puis je réécrivais... Puis j'effaçais à nouveau. Qu'est-ce que j'aurais pu dire à cette soignante pour qu'elle ne se foute pas en l'air ? Qu'est-ce que j'aurais pu dire à ce patient pour qu'il cesse de lever les yeux en l'air ? J'aurais pu lui dire...

« Tu le savais qu'on allait mal ? »

Tu le savais, toi, que je ne suis payée que 2,20 € en vrai pour ta prise de sang, que j'y passe dix minutes parce que tu es un trentenaire avec des veines épatantes ou quarante si tu es une enfant de deux ans avec des veines minuscules ? Et que j'y passerai le temps qu'il faudra si cette prise de sang est celle de trop au milieu de tous tes traitements de chimio, et que pour 2 €, tu auras mon temps, mon écoute et mon cœur de soignante.

Tu le savais, toi, que la Sécu m'interdit de te facturer plus d'un soin et demi et que cette injection en plus de ton pansement et de ta demi-prise de sang ne me sera pas payée ? Le mois dernier, je n'ai pas pu dégager de quoi me verser un salaire décent, parce qu'il y a eu l'Urssaf, ma caisse de retraite à payer et toutes les charges non prévues qui me sont tombées sur le coin du nez. J'ai quatre-vingt-dix jours de carence si je tombe malade (que j'arrive à réduire à quatorze jours si je prends une assurance professionnelle qui me coûte une blinde). J'ai dû demander de l'argent à mon conjoint pour m'aider à financer mon congé maternité parce que la Sécu a mis trois mois à me payer mes indemnités d'arrêt d'activité et que je n'avais plus de quoi payer ma remplaçante… Il est beau, le fantasme de la libérale bourrée de fric.

Tu le savais, toi, qu'on allait mal et que nos conditions de travail ne cessent de se dégrader ? Que la santé n'est plus régie que par l'obsession de combler ce p… de trou de la Sécu ?

Que, sous couvert d'économie et de rentabilité, on continue à fermer des lits et à supprimer (non, pardon, « non remplacer », c'est socialement plus correct) des postes dans les services hospitaliers ? On augmente la chirurgie ambulatoire et on demande aux soignants de faire toujours plus d'actes avec toujours moins de personnel, mais en traitant toujours plus de patients. Et on a eu le culot de reprocher aux libéraux d'avoir augmenté leur activité sans s'aviser qu'ils sont en bout de chaîne et que c'est eux qui soignent ensuite ces patients de l'ambulatoire…

On s'obstine à combler le trou de la Sécu en voulant à tout prix associer la santé à la rentabilité, les patients à des chiffres, les soignants à des pions corvéables à souhait, sans s'inquiéter que certains aient envie de crever. Pour aider notre pays, je crois qu'il serait vraiment urgent que les Français y mettent un peu du leur : qu'ils arrêtent de vieillir et de tomber malades !

Tu savais que mes collègues de service épuisées étaient rappelées pendant leur repos pour venir remplacer celles qui étaient malades parce que les hôpitaux n'auraient soi-disant pas de budget pour embaucher des intérimaires ? Qu'on demande aux soignants d'être polyvalents, de tourner sur plusieurs services avec des spécificités qu'il faut comprendre et retenir en très peu de temps (en espérant ne pas se louper) ?

Nous travaillons auprès de patients qui sont de plus en plus nombreux et exigeants. C'est l'ambiance, on dirait, et c'est partout pareil : zéro frustration, on veut tout, tout de suite et maintenant ! Parfois, en entrant aux urgences, on se croirait au fast-food (et pourtant le seul point commun devrait être la bouffe, qui est dégueulasse dans les deux cas) :

« Oui alors moi je voudrais un menu Maxi Best Of radio du genou, avec un supplément écho de la hanche parce que, d'après Doctissimo, j'aurais un cancer de l'os. Une grande prise de sang avec toutes les couleurs de tubes et… Tu veux quoi mon poussin ? Un menu Happy-Bile avec petite prise de sang et petit stétho dans le dos en toussant trois coups pour son bilan des dix-huit ans. C'est quoi le cadeau du jour ? Un gant en latex gonflé avec des dessins au feutre dessus ? Ouais, comme la dernière fois quoi… Et soyez pas radin sur les sauces hein. La dernière fois, vous lui avez pas mis assez de crème Emla au pli du coude et il a eu mal, le p'tit ! »

Je t'assure que c'est le genre d'ambiance qui te met un petit frisson dans le bas du dos quand tu reprends ton poste à 6 heures le matin et que tu vois que le service est déjà plein.

Tu le savais, toi, qu'on pouvait soigner et se faire briser les deux mains aux urgences ? Qu'on pouvait se faire assassiner à coups de couteau dans son cabinet de médecin généraliste ou abattre à coup de fusil pendant sa tournée de soins infirmiers ? Qu'on pouvait se faire lyncher par nos patients pour une attente trop longue aux urgences ou parce qu'on était seul à ce moment-là pour écouter leur colère et leur haine ? Ce n'est plus un mythe : l'infirmière sur laquelle tu fantasmais hier se fait bel et bien taper sur la gueule aujourd'hui. 5 700 fois l'année dernière pour être précise, un acte de violence toutes les trente minutes, eh oui.

Tu le savais, toi, que ce petit sentiment de mal soigner, je l'avais là, bien ancré au milieu du plexus ? Moi qui pensais m'en être débarrassée en quittant les services hospitaliers… L'amertume qui tue, au sens propre, quand on ne peut plus faire comme si de rien n'était. Ce sentiment qu'on aurait pu faire tellement de belles choses si on nous en avait simplement donné les moyens…

Tu lèves les yeux au ciel et tu te fiches peut-être pas mal que nous n'allions pas bien. Tu te dis qu'il y aura toujours des soignants pour t'écouter te plaindre, pour panser tes plaies, pour soutenir ta femme, ton pote ou ton parent. Tu te dis que tu trouveras toujours une main tendue, un cœur ouvert et tu ne te poses pas la question de la bonne réalisation de tes soins ou de leur remboursement. Mais la réalité est bel et bien là devant toi : tes soignants vont mal.

17

La relève

Début d'après-midi, fin de roulement, début des papiers et pause étudiante :

« Parce qu'être là pour soigner les gens, c'est chouette. Hum… On se sent utile quoi. »

[Étudiante de troisième année en train d'ouvrir son sachet de thé]

J'ai confirmé, c'est chouette de se sentir utile. L'étudiante infirmière se présentait à moi avant son stage, prévu dans quelques semaines. Je venais de rentrer au cabinet, littéralement claquée de ma semaine de roulement. Sept jours, 800 kilomètres parcourus, plus d'une centaine de portes de maison ouvertes et refermées et autant de : « Bonjour, c'est l'infirmière ! » Des sourires, plein de sourires. Quelques larmes de fatigue et d'agacement, un peu trop sûrement…

L'étudiante n'était pas bien grande ; elle avait le regard clair et ce positionnement dans l'espace typique de l'étudiant : être là sans être trop présent ; montrer qu'on est intéressé sans poser trop de questions mais en poser quand même sous peine de paraître désintéressé. J'ai détesté jouer à ce jeu pendant les trois années de formation à l'IFSI.

« Hum… Et puis ça a l'air tellement varié ce qu'on peut faire au domicile. On y apprend beaucoup je pense. Hum… Ça a l'air formateur hein. Faudrait qu'on voie ensemble pour la convention de stage… Hum… »

« Hum », et merde je recommence à tiquer sur les tics de langage… Il faut vraiment que je m'en détache si je veux réussir à supporter ses « Hum » dans ma voiture, chez mes patients, tout le temps… « Hum… » raaah ! Qu'est-ce qu'elles ont pu me détester mes potes de l'IFSI quand un intervenant venait présenter un cours ! En deux minutes je trouvais *le* tic qui allait insupporter tout le monde pendant les heures que pouvait parfois durer l'intervention. Il y avait les « Euuuh » gutturaux, les reniflettes répétées dans le micro, les claquements de langue sur le haut du palais à chaque fin de phrase. Les « Voilà ! », « Quoi », « Enfin… » qui finissaient toujours par me détourner de la raison pour laquelle mon jean fusionnait avec le simili cuir du siège de l'amphi. Et puis un jour, pendant un stage en service de gérontologie, je me suis fait avoir à mon propre jeu...

« J'suis pas sourde !! »

J'ai mis ma main à la poche et hésité à couper le dictaphone qui fonctionnait (discrètement) depuis le début de la matinée dans ma blouse : ce n'était pas elle que je voulais enregistrer.

Elle, c'était ma vieille patiente de quatre-vingt-dix ans qui refusait de décroiser les jambes qu'une souplesse illogique pour son âge maintenait en tailleur. Elle ne voulait pas se lever pour me suivre dans la salle de bains. La petite dame aux yeux incroyablement clairs portait une chemise de nuit rose avec un dessin d'ourson tenant contre lui un cœur géant sur lequel était écrit : « Serre-moi fort ! » Elle était assise sur le fauteuil bleu plastifié moche qu'on trouve dans toutes les chambres de ce service de gérontologie.

C'était ma troisième semaine de stage et je prenais de plus en plus confiance en moi, alors que mes études n'avaient commencé que depuis un trimestre à l'école d'infirmière. Je prenais pour repère les diplômées qui m'encadraient, notamment celle qui ne connaissait toujours pas mon prénom malgré ma présence huit heures par jour à ses côtés. Le soir, je rentrais dans mon appartement d'étudiante avec le sentiment du travail bien accompli, celui d'avoir bien soigné, d'avoir été juste et à ma place… Mais ce matin, l'eau chaude dans le lavabo allait refroidir et je ne savais plus quoi faire pour convaincre la vieille dame de me suivre.

Mes « Allez, on fait un petit effort et on m'accompagne dans la salle de bains pour se laver… » haut perchés n'avaient aucun effet. Elle campait sur ses positions et à moins d'emporter le fauteuil avec nous dans la micro-salle de bains, je ne réussirais jamais à l'aider à se débarrasser de son pyjama. Je n'avais qu'une envie : faire ce que me demandait son tee-shirt ! La serrer fort contre moi pour l'emmener dans la pièce d'à côté. Et hop ! L'affaire serait réglée, la patiente serait propre et habillée, de retour à des positions que ma jeune souplesse ne me permettait même pas de pratiquer.

Je regardais ses mains fermement agrippées aux accoudoirs du fauteuil ; la maigreur de la vieille dame était incroyable. Je pouvais voir chacun de ses tendons, de ses plus petites veines et de ses os juste sous cette peau bien trop grande pour elle. Je suis sortie de sa chambre en me disant que ce n'était pas trop ma faute mais un peu la sienne parce qu'elle était démente, la pauvre dame, qu'elle ne comprenait plus pourquoi elle devait aller se laver, qu'elle était vieille et que sa démence était aussi une bonne excuse. Finalement, c'était bien un peu sa faute à elle : 1 partout, la balle au centre.

Je suis partie à la recherche de ma roue de secours : ma soignante référente (oui, celle qui me supportait depuis trois semaines avec la même considération que si j'étais un boulet d'une tonne à sa cheville, ne me parlait qu'en expirant pour me signifier l'exaspération que lui inspirait ma présence, et que j'avais voulu enregistrer ce matin). Pour quelle raison ? Je ne sais pas. Pour rigoler d'elle une fois rentrée chez moi, peut-être. (Oui, j'ai été con sur ce coup-là, j'avoue.)

« Voilà, y a la dame, là, elle veut pas venir se laver ! »

J'avais l'impression d'être une espèce de petite rapporteuse, le genre de nana que je détestais à l'école, parce qu'à l'époque, les conneries, c'était toujours moi qui les faisais. Elle m'a regardée en soufflant (je vous l'avais dit !) et, sans rien dire, elle a filé dans la chambre de la vieille dame rebelle de l'hygiène. Elle s'est penchée devant elle et lui a dit :

« Bah alors ? Elle veut pas aller se laver ? Elle veut pas quitter son pyjama pour être propre ? »

« Elle » ? Je me suis demandé de qui et à qui elle parlait. J'ai toujours profondément détesté les gens qui s'adressaient à moi comme à quelqu'un dans mon dos, et je détestais encore plus qu'elle s'adresse à ses patients de cette manière. La petite mamie l'a regardée du plus profond de ses yeux bleus et la réponse a été sensiblement la même avec une petite variante dont je confesse qu'elle m'a fait assez plaisir :

« J'suis pas sourde… Et j'suis pas débile !! »

Pour le reste, échec : la petite mamie persistait à vouloir garder son pyjama nounours-en-quête-d'affection. Le reste de la matinée s'est enchaîné, moi aux trousses de ma soignante référente. Les « il » et les « elle » remplaçaient les « monsieur » et « madame » qu'elle s'entêtait à exclure de son vocabulaire. Le ton était infantilisant, voire dégradant.

Elle se prenait pour le pilier du service, je la prenais comme modèle, mais elle n'était en fait qu'une incarnation de tout ce que je ne voulais pas être. Difficile pour une étudiante qui débarquait du commerce, ne connaissait rien au monde du soin et cherchait quelqu'un pour la guider sur le droit chemin. J'ai toujours eu du mal à me positionner au sein des groupes ; pour une fois, je voulais être comme tout le monde. Une soignante bien dans le moule, mais le moule me dégoûtait…

Je suis rentrée chez moi et me suis vautrée dans le canapé qui me tendait les bras. En me roulant une cigarette, j'ai écouté mon dictaphone avec l'excitation d'une gamine qui aurait fait une bêtise. J'ai reconnu la voix agaçante de ma référente, cette façon déplacée qu'elle avait de parler aux patients. J'ai souri en me disant qu'elle était pitoyable et j'ai allumé ma clope. Et puis il y a eu cette voix que je n'ai pas tout de suite reconnue. Une voix perchée, agaçante. Elle disait « on » en parlant à une patiente. Elle prenait un ton complètement con pour parler aux personnes âgées, ça ne m'étonnait même pas que la vieille dame lui ait répondu : « J'suis pas sourde !... »

Et merde. L'air s'est bloqué net dans mes poumons. La conne, c'était moi.

Je suis allée finir ma cigarette sur le balcon et j'ai pleuré. Je tenais fermement la rambarde, crispée, raide, tendue. Je ne voulais pas être celle que j'avais entendue, qui traitait ses vieux patients comme jamais elle n'aurait osé parler à ses grands-parents. Je ne voulais pas être « l'étudiante infirmière conne », soignante insupportable qui dit « on » parce qu'elle refuse de dire « vous ». Et qui pense bien soigner... Soigner, sois nié, sois niais... Je ne voulais pas. J'ai regardé mes mains. Et j'ai repensé à ma vieille patiente qui elle non plus ne voulait pas : elle n'était pas démente, c'est juste moi qui étais trop stupide... Soi-niante et con.

Le lendemain, je suis retournée dans le service de gérontologie complètement changée. Il m'avait fallu une nuit sans dormir, des litres de thé et beaucoup de cigarettes, de larmes et de honte à m'en retourner le cœur pour me sortir du moule. J'ai fouillé dans le dossier de la vieille dame et j'y ai trouvé son précédent métier : elle était danseuse professionnelle, une telle souplesse, ça ne s'invente pas !

Je me suis rendue dans sa chambre et je lui ai parlé valse à deux temps, robes à froufrous qui tournent et java bleue. Petit pas après petit pas, je l'ai guidée jusqu'à la salle de bains... C'était magique et tout con en même temps. Cette vieille dame a été la première patiente à changer ma pratique ; elle a fait de moi une meilleure soignante. Elle valait toutes les soignantes référentes du monde ! Cette patiente m'a permis de comprendre un peu trop tard, mais heureusement assez tôt quand même, que trop vouloir rentrer dans le moule peut rendre tarte, et que le plus important est de rester soi-même. Au risque de passer pour une quiche.

« Hum... En tout cas, je te remercie d'avoir accepté de me prendre en stage, ça va être chouette. »

La jeune femme a reposé sur mon bureau la tasse de thé qu'elle avait terminée et a fini par accepter de manger un des carrés de chocolat de la tablette que j'avais entamée pour elle. Nous avons parlé de sa formation, de la façon dont elle vivait son statut d'étudiante. Elle m'a confié à demi-mot que ce n'était pas facile mais qu'elle voulait vraiment s'accrocher. Parce qu'être utile à l'autre en le soignant, ce n'était pas seulement chouette, c'était aussi humainement…

« Enrichissant ?

— C'est ça ! Hum. J'ai l'impression d'avoir grandi et de ne plus être la même depuis que je suis entrée à l'IFSI. Et tes études d'infirmière à toi, c'était comment ? »

J'ai souri en me disant qu'on allait bien s'entendre.

« Mes études ? Laisse-moi te refaire un thé, je vais te raconter… »

Remerciements

À mes trois Amours,
À ma famille et à mes potes,

À ceux qui m'ont dit « Non » en pensant me faire reculer,
À ceux qui m'ont dit « Oui » en m'aidant à avancer,

Et à tous les chatons-lecteurs du blog et des pages Facebook et Instagram associées, pour vos commentaires pleins d'amour qui me rappellent que nous exerçons le plus beau métier du monde ! Vous êtes de la mousse expansive pailletée pour mon p'tit cœur tout mou !
Merci et cœur avec les doigts ♥ !

À Fleur d'Harcourt de Flammarion pour son enthousiasme et sa confiance.

Et à toi qui tiens ce livre entre tes mains, Merci !

C'est l'infirmière !

www.cestlinfirmiere.blogspot.fr

Cet ouvrage a été mis en pages par

<pixellence>

N° d'édition : L.01EHBN000880.N001
Dépôt légal : septembre 2017

Imprimé en France par CPI
en août 2017

N° d'impression : 142172